무통 혁명

★★★ 5분 운동으로 재발 없이 ★★★

무통 혁명

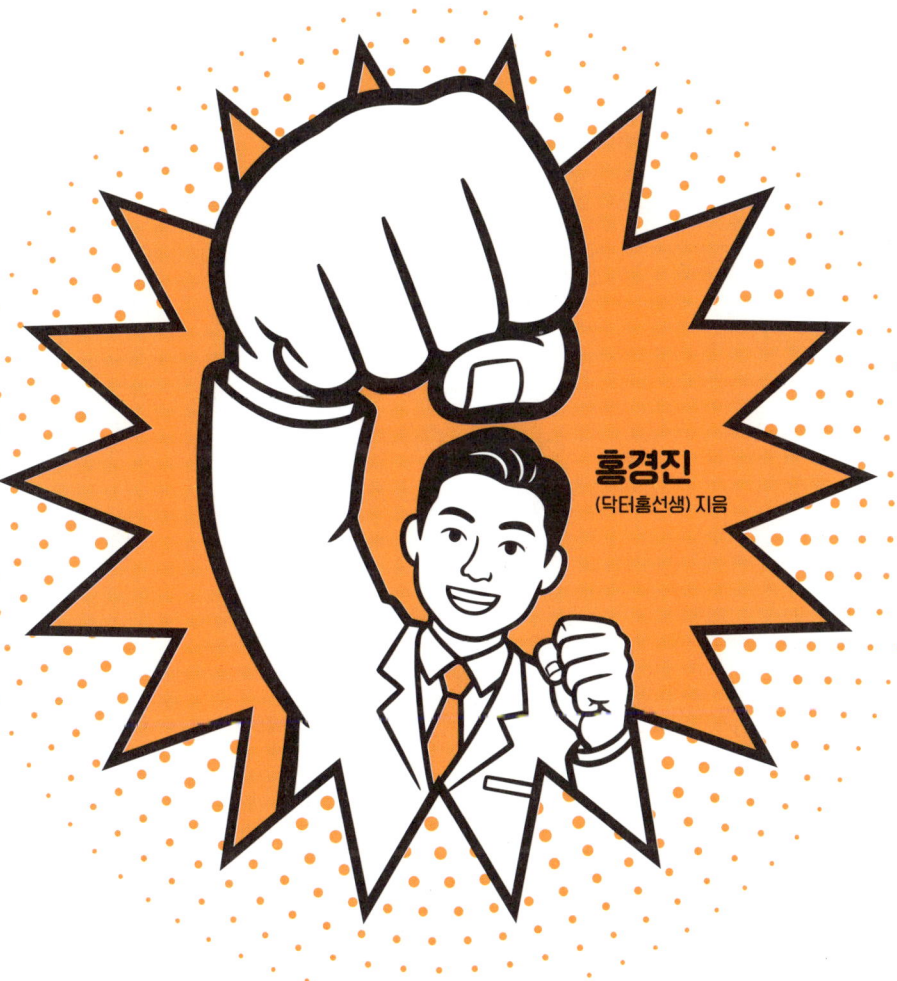

홍경진
(닥터홍선생) 지음

체인지업
CHANGEUP

프롤로그

"이보시오, 젊은 선생. 내가 심장이 나빠 약을 먹고 있어서 피가 잘 멎지를 않아 주사는 못 맞으니, 대신 제발 아프지 않게 운동이나 좀 가르쳐주면 안 되겠소?"

환자분의 나지막한 이 한마디가 제 의사 인생을 완전히 바꾸어 놓았습니다. 솔직히 그전까지 저는 대부분 정형외과 의사들이 그렇듯 주사나 수술처럼 병원 내에서 이루어지는 '치료'에만 집중했습니다. 통증의 원인을 각 부분의 구조적인 문제로만 접근하고, 환자의 생활 습관이나 운동 방식에 관해서는 깊이 알려고 하지 않았습니다.

그러다 보니 심장 질환을 앓고 계신 환자분의 절박한 질문에 저는 명쾌한 답을 드릴 수 없었습니다. 당연히 의사로서의 무력감과 부끄러움도 함께 밀려왔습니다. 그날 이후 저는 '진료실 밖에서 통증을 극복하기 위해 환자가 스스로 할 수 있는 것은 무엇일까?'라는 질문에 답하고자 매진했습니다. 통증의 근본적인 원인을 찾고자 파고들었고, 환자가 집에서 통증을 관리하고 재발을 방지하는 운동법을 열심히 공부했습니다.

그렇게 쌓은 지식과 노하우를 나누고 싶어 2021년 4월, '닥터홍선생'이라는 이름으로 유튜브를 시작했습니다. 처음에는 진료실에서 설명을 듣는 시간이 짧다 보니 내원하셨던 환자분도 잊어버리시는 경우가 많아서, 기억하기 쉽고 따라 하기 쉽게 어디서든 보실 수 있도록 영상을 올려드리는 것을 목적으로 소소하게 시작했습니다. 하지만 놀랍게도 제가 올리는 운동 방법과 이야기에 귀 기울여주시는 분들이 하나둘 늘어나기 시작했고, 어느새 20만 명 넘는 분이 함께하는 채널로 성장했습니다.

영상마다 달리는 수많은 감사 댓글과 더 많은 질문을 통해 저는 다시 한번 확신했습니다. 사람들이 정말로 궁금해하는 것은 단순한 병원 치료법만이 아니라는 것입니다.

"선생님, 집에서는 어떻게 관리해야 하나요?"
"다시는 아프지 않으려면 어떤 운동을 해야 하죠?"

이것이 바로, 통증으로 고생하시는 분들의 공통적인 고민이었습니다.

지금도 많은 분이 인터넷과 유튜브로 통증에 관한 정보를 얻고 계실 것입니다. 하지만 정보의 홍수 속에서 길을 잃지는 않으셨나요?

화면 속 전문가가 알려주는 운동법이 정말 '나'의 몸에 맞는지 확신하기는 어렵습니다. 결국, 아픈 부위만 임시방편으로 다루는 '통증 땜질'에 그치는 경우가 대부분입니다. 실제로 본인 몸의 진짜 문제 부위가 어디인지를 잘못 알고, 잘못된 운동만 꾸준히 하다가 내원하는 환자분도 정말 많이 뵙습니다.

그래서 저는 이 책을 쓰기로 마음먹었습니다. 여러분이 겪는 통증의 진짜 원인이 무엇인지, 정확히 짚어드리고 싶었습니다. '아픈 부위'만 보는 지엽적인 시각에서 벗어나, '우리 몸 전체'를 볼 수 있는 넓은 시각을 갖도록 도와드리고 싶었습니다.

이 책은 아픈 내 몸을 이해하고 치료 방법을 계획하는 안내서로, 총 8장으로 구성되어 있습니다.

1장 '통증 치료의 모든 것'에서는 지금까지 우리가 얼마나 잘못된 방식으로 통증을 대해왔는지 되짚어보며 치료의 첫 단추를 바로 끼웁니다.

2장 '나쁜 습관과 이별할 결심'에서는 무심코 반복하며 통증을 키워온 잘못된 자세와 생활 습관을 낱낱이 파헤칩니다.

3장 '통증 없는 움직임을 위한 운동법'에서는 통증 치료의 핵심인 '운동'을 제대로 계획하고, 우리 몸 전체를 고려하며 운동하는 근본적인 원칙을 세웁니다.

4장부터 7장까지는 이 책의 핵심입니다. 머리부터 발끝까지, 각 신체 부위의 대표적인 통증의 원인과 그에 맞는 핵심 운동법을 상세하게 담았습니다.

8장 '일상에서 시작하는 관절 리모델링'에서는 자세를 만드는 일상 습관부터 꾸준한 운동 루틴, 통증을 줄이는 식사와 스트레스 관리, 운동을 멈춰야 하는 위험 신호까지, 통증 재발을 막기 위해 반드시 알아야 할 생활 관리의 모든 핵심을 다룹니다.

이 책은 단순히 운동 정보를 나열한 책이 아닙니다. 한 환자의 절박한 질문에서 시작되어, 20만 구독자와 함께 울고 웃으며 검증하고 다듬어온 제 노력의 기록입니다.

더는 이유도 모른 채 통증에 끌려다니지 마십시오.

이제 당신의 몸을 이해하고, 다스릴 시간입니다.

그 위대한 여정으로 내딛는 첫걸음을 이 책과 함께 하시길 바랍니다.

정형외과 전문의 홍경진(닥터홍선생)

목차

프롤로그 004

통증 치료의 모든 것

유튜브나 TV 속 운동을 무작정 따라 해도 될까요?	014
약을 먹고 주사를 맞아도 왜 다시 아플까요?	017
꼭 MRI를 찍고 수술을 받아야 하나요?	020
비싼 주사면 무조건 좋은 거 아닌가요?	023
비싼 영양제를 먹고 있으니 좋아지겠지요?	027
통증의 원인이 내 일상 속에 있을까요?	030

나쁜 습관과 이별할 결심

어떤 게 나쁜 자세와 동작인가요?	036
운동은 다 몸에 좋은 것 아닌가요?	041
움직임에 가장 큰 영향을 미치는 것은 무엇인가요?	047
통증이 정말 치료가 될까요?	054

통증 없는 움직임을 위한 운동법

근육을 보면 통증의 원인이 보인다고요?	058
스트레칭, 왜 운동의 시작일까요?	060
안정성 근육이 왜 중요할까요?	065
더 잘 움직이려면 어떤 근육을 키워야 하나요?	069

몸의 중심이 무너지면 생기는 일

코어근육이 왜 중요한가요?	074
저는 거북목인가요, 일자목인가요?	079
혹시 제가 목디스크일까요?	088
낫지 않는 두통이 목 때문이라고요?	094
제 허리는 왜 아픈 걸까요?	098
허리디스크는 어떻게 관리해야 할까요?	104
허리 통증, 재발 없이 살 수 있을까요?	108

매일 쓰는 관절이 자주 아픈 이유

어깨가 왜 자꾸 결릴까요?	114
오십견은 어떻게 관리할까요?	124
어깨 탈구와 관절염은 어떤 질환인가요?	128
팔꿈치 건강은 어떻게 관리할까요?	132
손목과 손가락이 아프면 어떻게 하나요?	139
손가락에도 관절염이 생기나요?	144

골반의 불균형과 전신 통증

고관절 문제는 어떻게 알아차리나요?	150
고관절 통증에는 어떤 운동이 좋나요?	154
고관절 바깥쪽이 아픈 이유는 무엇인가요?	158
어떻게 골반의 균형을 잡을까요?	162
골반 통증의 원인이 천장관절이라고요?	166
협착증에는 어떤 스트레칭이 좋을까요?	170

# 7장 걸을 때 아픈 이유

무릎은 왜 쉽게 아픈 걸까요?	176
퇴행성 관절염도 나아질 수 있나요?	183
연골판 파열은 무조건 수술해야 할까요?	187
한 번 삔 발목, 왜 계속 아플까요?	192
발목에도 관절염이 생긴다고요?	201
아킬레스건은 어떻게 관리하나요?	205
발바닥이 아픈데, 족저근막염이라고요?	209

# 8장 일상에서 시작하는 관절 리모델링

일상 습관이 자세를 만든다고요?	216
꾸준히 운동하는 습관은 어떻게 만들까요?	225
어떤 음식을 먹어야 아프지 않을까요?	230
스트레스가 통증을 키우고, 줄인다고요?	238
이 통증은 운동을 멈춰야 하는 '위험 신호'일까요?	243
통증은 어떤 마음가짐으로 대해야 할까요?	246

| 에필로그 | 249 |
| 참고문헌 | 252 |

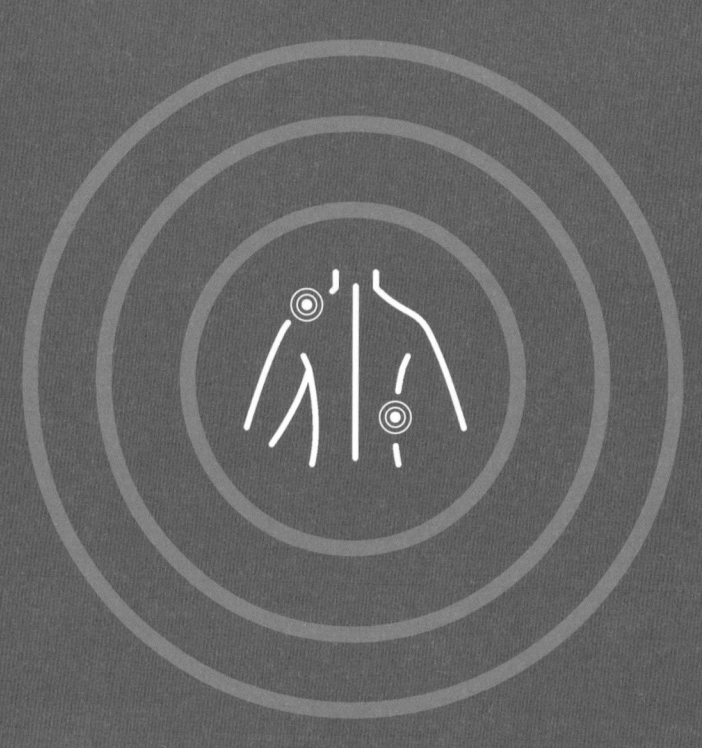

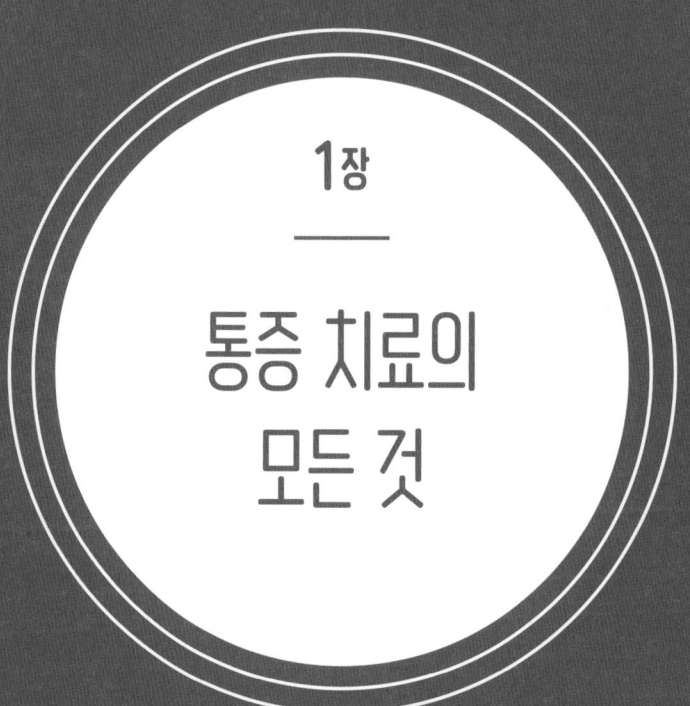

1장

통증 치료의 모든 것

유튜브나 TV 속 운동을
무작정 따라 해도 될까요?

어느 날, 50대 남성 환자분이 왼쪽 어깨 통증으로 병원을 찾았습니다. 통증은 약 6개월 전부터 시작되었다고 합니다. 그는 유튜브에서 '회전근개 운동'을 검색해 '세라 밴드'를 이용한 운동 영상을 보고, 한 달 동안 꾸준히 따라 했다고 했습니다. 그런데 통증이 낫지 않아 내원한 것이었습니다.

진료 중 환자의 어깨를 움직이며 확인하던 저는 이상한 점을 발견했습니다.

"어? 팔이 귀까지 안 올라가시네요?"

"네, 팔이 잘 안 올라간 지는 꽤 됐어요."

"팔이 끝까지 올라가지 않는 것은 관절이 굳어서 생기는 오십견 때문이에요. 우선 관절을 풀어주는 게 중요하지요. 그런데 왜 회전근개 운동을 열심히 하셨어요?"

"어깨가 아프면 대부분 회전근개 문제라길래요. 저도 그게 문제인 줄 알고 따라 했죠."

요즘은 몸에 이상이 생기면 병원보다 먼저 인터넷이나 책을 찾는 경우가 많습니다. '이것만 따라하면 아픈 어깨가 다 좋아진다!' 같은 제목이 사람들의 눈길을 끕니다. '여기를 두드리면 아픈 허리 낫습니다' 같은 제목의 영상을 보고 사람들은 어딘가를 계속 두드리지요. 그렇게 TV 프로그램이나 유튜브 영상을 보고 그대로 따라 하다 오히려 통증이 심해지는 경우도 적지 않습니다.

이처럼 정확한 진단 없이 아픈 부위에 좋다는 운동을 무작정 따라 하는 일은 정말 위험합니다. 통증 완화를 기대하며 열심히 운동했지만, 증상이 악화되어 병원을 찾는 환자들도 흔합니다. 심지어 저의 유튜브 영상을 꾸준히 따라 했지만 좋아지지 않았다며 불만을 털어놓는 분들도 있습니다. 대부분 공통점은 운동이 자신의 상태에 맞지 않았다는 점입니다.

물론 통증으로 고생하고 있다면 그 누구라도 빠르고 간단한 방법으로 하루빨리 낫기를 바랄 것입니다. 그래서 통증을 순식간에 없애줄 것 같은 자극적인 문구에 쉽게 끌립니다. 그러나 꼭 생각해야 할 중요한 점이 있습니다. **'그 운동이 과연 내 몸에 맞는 운동인가?'** 하는 것입니다.

예를 들어 오십견처럼 관절이 굳은 상태에서는, 우선 관절을 풀어주는 스트레칭이 필요합니다. 그런데 아픈 걸 참아가며 회전근개 강화 운동을 하면 어떻게 될까요? 오히려 통증이 더 심해집니다. 허리 디스크 문제가 있다면 허리를 펴야 하는데, 통증의 정확한 원인을 몰라서 허리를 구부리는 스트레칭을 반복한다면 역시 증상이 악화될 수 있습니다.

그러니 정확한 원인을 모른 채 무작정 운동을 따라 하는 것은 반드시 경계해야 합니다. 운동을 꾸준히 해도 통증이 나아지지 않는다면, 병원에 가서 내 몸의 문제를 정확히 진단받는 것이 우선입니다. 그리고 그 진단에 맞는 운동을 해야 합니다.

정확한 진단과 그에 맞는 운동, 이 두 가지가 **회복의 출발점**이라는 점을 잊지 마시기 바랍니다.

약을 먹고 주사를 맞아도
왜 다시 아플까요?

"약 먹고 주사 맞으면 금방 좋아지는데, 약을 안 먹고 시간이 지나면 다시 아파요."

병원을 찾는 환자들이 가장 자주 하는 말입니다. 만약 지금 여러분의 상황도 이러하다면, 다음 질문에 답을 한번 해보기 바랍니다.

"치료를 받고 증상이 좋아졌을 때, 뭘 하셨어요?"

대부분 환자는 통증이 사라지면 '이제 다 나았구나!' 생각하고, 통증의 원인이 되었던 습관이나 일을 다시 시작합니다. 물론 일상생활과 관계없는 단순한 사고로 인한 통증이라면 큰 문제가 되지 않습니다. 병원에서 적절한 치료를 받으면 이전처럼 생활해도 통증이 재발하지 않습니다.

하지만 문제의 원인이 오랜 사용이나 반복된 작은 손상이라면 이야기가 다릅니다. 예를 들어, 목이나 허리의 디스크 질환, 어깨의 충돌증후군이나 회전근개 파열 같은 경우가 그렇습니다. 이런 질환은 병원에서 치료를 아무리 잘 받아도, 손상을 일으킨 근본 원인(즉, 일상생활이나 근무 환경)이 그대로라면 쉽게 재발합니다. 또한, 재발을 막기 위한 운동이나 스트레칭을 꾸준히 하지 않으면 통증은 반드시 되돌아옵니다.

하지만 하지 않던 운동을 꾸준히 이어가거나 일상의 습관을 바꾸는 일은 생각보다 쉽지 않습니다. 그래서 대부분은 증상이 좋아지면 "이제 괜찮겠지" 하며 다시 예전 생활로 돌아가 버립니다.

많은 분이 겪는 어깨 충돌증후군을 예로 들어보겠습니다.

이 질환은 회전근개가 견봉과 상완골 사이에 끼면서 주변 점액낭에 염증이 생겨 통증이 나타나는 질환입니다. 이런 충돌이 반복되면 결국 회전근개 파열로 이어질 수 있습니다.

보통 병원에서는 염증이 생긴 부위에 주사를 놓거나, 약물로 염증을 줄이는 치료를 합니다. 실제로 이렇게 치료하면 대부분 증상이 좋아집니다. 문제는 그다음입니다. 통증이 줄어들면 사람들은 다시 예전처럼 일하고, 운동하고, 평소와 다름없이 생활합니다. 그러나 그렇게 하면 통증이 재발할 가능성이 높습니다. 재발을 막으려면 회전근개와 주변 근육을 강화하는 운동을 반드시 꾸준히 해야 합니다.

우리 몸의 다른 부위도 마찬가지입니다. 손상되었을 때 적절한 치료로 문제를 해결하는 것도 중요하지만, 재발을 막으려면 **일상 속 습**

관을 바꾸는 것이 중요합니다. 더 나아가, **손상된 부위를 보호하고 강화하는 운동**을 통해 증상의 악화를 예방해야 합니다.

그러니 약을 먹고 주사를 맞았을 때는 괜찮지만, 시간이 지나 다시 아파진다면 스스로에게 이렇게 질문해보기를 바랍니다.

"나는 아픈 부위를 아프지 않게 만들기 위해 일상에서 어떤 노력을 하고 있는가?"

그 답이 바로, 통증을 되돌리지 않는 길입니다.

꼭 MRI를 찍고
수술을 받아야 하나요?

병원에 갈 때면 대부분 '혹시 큰 병이 아닐까?' 하는 걱정부터 듭니다. 누구든 아프면 그런 생각이 먼저 드는 건 당연합니다. 증상이 생기면 인터넷이나 책을 찾아보기도 하지만, 대부분 결국에는 병원을 찾아 의사의 진단을 받고 치료 방법을 결정합니다.

하지만 이 과정에서, 많은 환자를 진료하며 경험과 지식을 쌓은 의사와 '누가 이렇게 치료했더니 낫더라' 하는 사례 위주의 정보를 알고 있는 환자 사이에는 차이가 있을 수밖에 없습니다. 그러다 보니 환자는 의사의 말에 의존할 수밖에 없고, 권유하는 검사나 치료를 그대로 따르게 됩니다. 그런데 바로 이 지점에서 문제가 생길 때가 있습니다.

30대 여성 환자분이 약 두 달 전부터 어깨 통증이 있다며 병원을 찾았습니다. 통증이 심하지는 않았지만, 이미 다른 병원에서 MRI를 찍었다고 했습니다. 그 병원에서는 회전근개 부분 파열과 충돌증후군이 있다며 견봉성형술과 관절경 수술을 서두르라고 권했다고 합니다.

하지만 환자는 '통증이 그 정도로 심하지 않은데, 정말 수술이 필요할까?' 하는 의문을 품고 있었습니다. 그러다 우연히 제 유튜브 〈닥터 홍선생〉 영상을 보고 내원한 상황이었습니다.

"어깨가 언제 아프세요?"
"많이 아프지는 않은데, 쓸 때 조금 아프고 쉬면 괜찮아요."
"수술을 생각할 정도로 일상생활이 불편하세요?"
"아니요, 전혀요. 수술은 생각도 안 해봤어요."

직접 환자의 관절 움직임과 근력을 확인해 보니, 약간의 불편함은 있는 듯했지만 큰 문제는 없었습니다. MRI와 초음파 결과에서도 회전근개 주변 점액낭에 염증이 조금 있을 뿐, 수술이 필요한 수준은 아니었습니다. 그래서 약물 치료와 주사, 세라 밴드 운동을 권했습니다. 두세 차례 보존적 치료만으로 환자의 증상은 거의 사라졌습니다.

물론 통증이 심해 일상생활이 어렵거나, 파열이나 퇴행성 변화처럼 구조적인 손상이 큰 경우는 수술이 꼭 필요합니다. 하지만 증상이 경미한데도 이런 상황을 충분히 설명하지 않고, 주사나 운동 같은 보존적 치료를 시도하기도 전에 수술을 권하는 병원도 있습니다.

MRI 역시 마찬가지입니다. MRI는 근골격계의 문제를 정밀하게 확인할 수 있는 훌륭한 검사 장비이지만, 모든 경우에 꼭 필요한 것은 아닙니다. 엑스레이나 초음파 같은 비교적 간단한 검사로도 구조적 문제를 충분히 파악할 수 있는 경우가 많습니다. 또한, 세심한 문진과 진찰만으로도 질환의 원인을 알아낼 수 있습니다. 그런데 환자의 몸 상태를 직접 보지도 않은 채, MRI 결과만 보고 수술을 권유하는 진료는 결코 바람직하지 않습니다.

이런 경험을 반복한 환자들은 점점 병원과 의사를 신뢰하지 않게 됩니다. 그러다 유튜브나 주변 사람들의 조언을 따르거나, 검증되지 않은 정보를 믿고 소중한 치료 시기를 놓치는 일도 흔합니다. 결국, 증상이 악화되어 더 큰 고생을 하게 됩니다.

신뢰할 수 있는 병원과 의사를 만나서 불필요한 검사나 수술이 아닌 올바른 치료 과정을 선택해야 합니다. 하지만 환자가 그런 병원을 찾는 일은 쉽지 않습니다. 여러 병원을 돌아다니며 시간과 비용을 낭비하는 환자들을 볼 때마다 한 명의 의사로서 안타깝고 죄송한 마음이 듭니다.

이 문제를 단번에 해결할 수는 없겠지만, 의료진과 환자 모두가 함께 노력해야 합니다. 그래야 진짜로 건강해지는, 올바른 치료를 할 수 있습니다.

비싼 주사면 무조건
좋은 거 아닌가요?

"선생님, 저 비싼 주사 놔 주세요."
"왜요? 환자분은 굳이 비싼 주사 안 맞으셔도 됩니다."
"비싼 주사 맞으면 당연히 더 좋은 거 아닌가요?"

"어깨가 아픈데, 스테로이드 말고 DNA 주사를 놔 주세요."
"콜라겐 주사는 회전근개 파열에 쓰는 거예요. 환자분은 어깨가 굳어서 생긴 오십견이니까 필요 없습니다."
"아는 사람이 DNA 주사 맞고 나았대요. 그냥 놔주시면 안 돼요?"

진료를 하다 보면 이런 대화를 자주 나눕니다. 생각보다 많은 분이 '비싼 주사는 무조건 좋은 주사'라고 믿고 계십니다. 과연 그럴까요?
먼저 병원에서 흔히 사용하는 주사 치료의 종류를 간단히 살펴보겠습니다.

1) 스테로이드 주사

　가장 흔한 주사 치료로, 흔히 '뼈주사'로 불리며 염증을 빠르게 줄여줍니다. 인대, 근육, 관절 주변의 염증성 질환에 널리 사용됩니다. 단시간에 통증이 줄어드는 '기적의 주사'로 불리기도 하지만, 과용하면 인대나 연골 손상, 전신 부종, 당뇨, 골밀도 감소와 같은 부작용이 생길 수 있습니다. 그래서 전문의의 판단 아래 신중히 사용해야 합니다.

2) 연골 주사

　무릎이나 어깨 관절염에서 자주 쓰이는 주사입니다. '히알루론산'이 들어있어 관절 안의 윤활 작용을 돕고, 마찰을 줄이며 통증을 완화합니다. 손상된 연골의 마모를 늦추는 역할을 하지만, 이미 연골이 심하게 닳았거나 염증이 심할 때는 한계가 있습니다.

3) 프롤로 주사

　'인대 강화 주사'의 일종으로, 인대나 힘줄이 손상된 뒤 불완전하게 회복된 상태에서 효과적입니다. 고농도 포도당 같은 물질로 인위적으로 염증 반응을 유도해 자연 치유를 자극하는 원리입니다. 만성 통증이나 불안정성이 있는 부위에 사용하면 조직이 스스로 회복될 수 있게 돕습니다.

4) 인대 강화 주사 (DNA, 콜라겐 주사)

　손상된 인대의 회복을 돕는 대표적인 주사에는 DNA 주사와 콜라겐 주사가 있습니다.

DNA 주사는 PDRN이라는 물질을 이용하는데, 이는 우리 몸의 DNA를 이루는 성분 중 하나입니다. PDRN은 손상 부위의 혈류를 개선하고 새로운 혈관 생성을 촉진하며, 여러 성장 인자의 분비를 유도해 조직이 빠르게 회복되도록 합니다.

콜라겐 주사는 인대와 힘줄의 주된 구성 성분인 콜라겐을 직접 보충해 세포 재생을 촉진하는 치료법입니다.

> **Dr. 홍의 건강 팁**
> 인대는 뼈와 뼈를 연결해 관절을 안정시키고, 힘줄은 근육과 뼈를 이어 관절을 움직이게 합니다. 이 인대와 힘줄이 손상된 뒤 완전히 회복되지 않은 상태에서 관절을 계속 사용하면, 관절이 불안정해지고 그 결과 만성적인 통증이 생길 수 있습니다.

5) 신경차단술

허리나 목, 어깨 등에서 신경이 눌리거나 자극받아 생기는 통증을 줄이기 위해 시행하는 주사 치료입니다. 주로 허리 디스크나 척추관 협착증, 혹은 신경이 분포하는 부위의 염증으로 인해 통증이 생겼을 때 사용합니다.

시술 시에는 스테로이드, 마취제, 생리식염수 등을 혼합하여 사용하며, 환자가 엎드린 상태에서 엑스레이로 신경의 위치를 실시간 확인하면서 주사를 놓습니다.

디스크나 협착으로 신경이 눌리면 그 주변에 염증이 생기고, 이 염증이 신경을 자극해 저림과 통증이 생깁니다. 신경차단술은 바로 그

눌린 신경 주위의 염증을 줄이고 부종을 완화시켜 통증을 줄여주는 원리입니다. 허리뿐 아니라 어깨나 팔, 다리처럼 신경이 지나가는 경로에 통증이 있을 때도 해당 신경을 차단해 통증을 완화할 수 있습니다.

6) 압통점 주사(TPI)

근육의 과도한 긴장으로 생긴 통증 부위를 완화하기 위한 치료입니다.

근육이 계속 긴장한 상태라면 그 부위의 혈액순환이 떨어지고, 근육 조직이 변성되면서 눌렀을 때 심한 통증이 느껴지는 부위가 생깁니다. 이를 '압통점(Trigger Point)'이라 부릅니다.

이때 해당 부위에 국소마취제, 생리식염수, 혹은 포도당 용액 등을 주사해 근육의 긴장을 풀고 염증을 완화합니다.

이처럼 주사마다 목적과 작용 방식이 다릅니다. **비싸다고 무조건 좋은 주사가 아니며, 내 몸 상태에 맞는 주사가 가장 좋은 주사**입니다.

그러니 주변 사람의 경험이나 가격에만 의존하지 말고, 정확한 진단을 받은 뒤 필요한 주사를 선택하는 것이 무엇보다 중요합니다. **좋은 치료란 '비싼 치료'가 아니라 '내 몸에 꼭 맞는 치료'**라는 점을 잊지 마시기 바랍니다.

비싼 영양제를 먹고 있으니 좋아지겠지요?

"무릎 관절에는 어떤 영양제를 먹는 게 좋아요?"

정형외과 전문의로 진료하다 보면, 환자뿐 아니라 무릎이 아픈 주변 지인들에게서도 이 질문을 자주 듣습니다. 이들에게 가장 흔히 보이는 질환이 바로 퇴행성 무릎관절염입니다.

오랫동안 무릎을 사용하면 연골이 조금씩 닳습니다. 그 결과 압력이 고르게 분산되지 못하고, 지속적인 자극으로 무릎이 붓고 통증이 생기지요.

그렇다고 걷지 않고 살 수는 없습니다. 결국 무릎을 쓸 때마다 자극이 반복되고, 통증이 다시 생깁니다. 그래서 이런 환자들은 자연스럽게 무릎에 좋다는 영양제나 음식에 관심을 갖게 됩니다.

무릎에 좋은 영양제라고 하면 어떤 것이 떠오르나요? 콘드로이친, 식이유황(MSM), 보스웰리아……. 인터넷을 검색해 보면 이런 성분이 들어간 제품이 끝없이 나옵니다. 대부분은 '이것만 먹으면 아픈 무릎이 싹 낫습니다!'라는 자극적인 문구로 광고하지요.

하지만 영양제를 먹는다고 해서 오래된 손상으로 생긴 퇴행성 관절염의 통증이 말끔히 사라질까요? 그렇지 않습니다. 만약 그런 성분이 정말 존재했다면, 관절염으로 병원을 찾는 환자들은 애초에 없었을 것입니다.

물론 '뭐라도 잘 먹어야 낫지 않을까' 하는 마음은 충분히 이해합니다. 하지만 영양제나 음식은 치료의 주인공이 아니라 조연입니다. 도움을 줄 수는 있지만, 그것만으로 병을 고칠 수는 없습니다.

특히 "어디에 뭐가 좋다더라"라는 말만 듣고 특정 음식만 집중적으로 섭취하는 것은 매우 위험합니다. 대부분은 의학적으로 검증되지 않았고, 심한 경우에는 간이나 신장 기능에 부담을 주어 치료를 더 어렵게 만들기도 합니다.

그렇다면 무릎 관절을 지키는 데 가장 중요한 것은 무엇일까요? 바로 **운동**입니다.

퇴행성 관절염은 단순히 연골이 닳아서 생기는 병이 아닙니다. 관절을 잡아주는 인대와 근육이 약해지면서 관절이 불안정해지고, 그 결과 연골이 손상되는 질환입니다. 그래서 통증을 줄이고 관절을 지키기 위해서는 약해진 주변 근육과 인대를 강화하는 스트레칭과 근력운동을 꼭 해야 합니다.

무릎뿐만이 아니라 우리 몸의 모든 관절은 근육이 단단하게 받쳐줘야 안정되고, 통증이 줄어들며, 다시 손상되지 않습니다. 그래서 전신의 관절 통증을 관리하려면 무엇을 먹을지보다 **어떻게 움직일지를 먼저 점검해야 합니다.**

물론 앞서 언급한 성분의 영양제들이 전혀 의미 없는 것은 아닙니다. 실제로 많은 연구에서 영양제를 장기간 복용했을 때 통증 완화나 기능 개선에 도움이 되었다고 밝혔습니다. 하지만 그것은 어디까지나 보조적인 도움일 뿐입니다. 진짜 회복을 이끄는 것은 결국 운동과 생활 습관의 변화입니다.

지금 관절 통증으로 고생하고 있다면, 오늘부터라도 몸을 움직이는 습관을 들이는 게 우선입니다. 가장 좋은 영양제는 비싼 알약이 아니라 내 몸을 스스로 지탱할 수 있게 만들어 주는 꾸준한 운동입니다.

통증의 원인이
내 일상 속에 있을까요?

유튜브 채널 〈닥터홍선생〉에 올린 '회전근개 파열'과 '회전근개 강화 운동법'을 다룬 영상이 매우 인기가 좋습니다. 그래서인지 젊은 사람 중에도 일을 하면서 팔을 많이 쓰거나 운동을 즐겨 하는 분들이 어깨에 통증이 생기면 "혹시 회전근개가 찢어진 건 아닐까?" 걱정하며 병원을 찾는 경우가 많습니다.

젊은 환자들은 회전근개에 약간의 파열 같은 구조적 문제가 생겼더라도 대부분 심하지 않아서 몇 차례 치료를 받고 잠시 쉬면 금방 좋아집니다. 그런데 그중 몇몇 환자는 "지난번에 다 나았었는데 일을 조금 열심히 했더니 또 아파요" 하면서 다시 내원하는 경우가 있습니다. 그때는 보통 이런 대화를 나눕니다.

"지난번 치료 때, 손을 어깨 위로 올리는 동작은 회전근개가 충분히 튼튼해질 때까지는 피하라고 말씀드렸죠. 일하실 때 그 동작을 좀 줄이

셨어요?"

"아니요. 일하다 보면 동작을 바꾸기가 어려워요."

이런 경우 주사나 약을 쓰면 다시 좋아질 수 있습니다. 하지만 여기서 "이제 완전히 치료가 끝났구나!"라고 생각하면 안 됩니다. 어깨에 부담을 주는 동작이나 자세가 그대로라면 통증은 언제든 다시 생길 수 있기 때문입니다. 구조적인 큰 손상이 아닌데도 통증이 자꾸 재발한다면, 내 일상 속에 통증을 되돌아오게 만드는 동작이 있는지부터 살펴봐야 합니다.

우리 일상생활은 사실상 **반복되는 움직임의 연속**입니다. 문제는 이 반복이 몸에 조금씩 손상을 줄 수 있다는 점입니다. 구부정하게 앉아 있는 자세, 한쪽으로만 돌아누워 자는 습관, 한 방향으로만 몸통을 돌리는 작업처럼 우리가 의식하지 못한 채 반복되는 동작들이 관절과 근육에 계속 같은 자극을 주면서 조직을 약하게 만들 수 있습니다.

미국의 물리치료학자 셜리 샤먼(Shirley Sahrmann)은 일상에서 반복하는 잘못된 자세와 움직임은 시간이 지나면서 조직의 특성을 바꾸고, 그 결과 잘못된 운동 습관이 만들어지면 결국 통증과 손상을 불러온다고 말했습니다. 근력이나 유연성에 문제가 있는 상태로 잘못된 습관이 계속되면 근육과 인대 같은 연부조직, 그리고 뼈를 지지하는 구조에까지 부정적인 변화가 생겨 근골격계 통증이나 '운동 손상 증후군'으로 진행할 수 있습니다. 결국 **반복되는 동작으로 생긴 통증을 해결하려면, 그 동작을 만드는 일상 습관을 바꿔야 한다는** 뜻입니다.

우리 몸 관절 주변의 통증은 구조적인 큰 이상이 없을 때는 주사나 약만으로도 좋아집니다. 하지만 통증을 일으킨 원인인 생활 습관을 고치지 않으면 같은 부위가 또 아플 가능성이 큽니다. 그러니 특별한 손상이 없는데도 통증이 되풀이된다면, 지금 내 일상에 어떤 자세와 동작이 자꾸 그 부위를 건드리는지, 그리고 그 습관을 어떻게 바꿀 수 있을지 꼭 한번 점검하기 바랍니다.

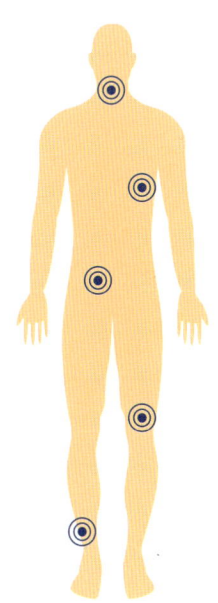

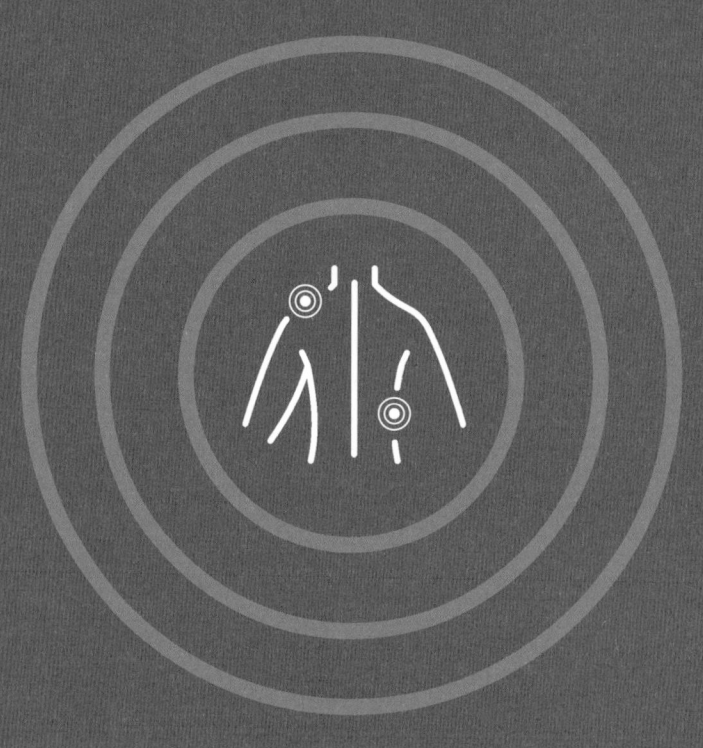

2장

나쁜 습관과 이별할 결심

어떤 게
나쁜 자세와 동작인가요?

패스트푸드에는 몸에 안 좋은 포화지방과 나트륨이 많이 들어 있습니다. 간편하고 맛있다고 자주 먹으면 비만, 고혈압, 당뇨 등 만성질환을 일으키는 원인이 될 수 있지요. 허리가 구부정한 자세도 이와 비슷합니다. 편하다고 소파에 등을 구부리고 오랜 시간 앉아 있거나, 버스나 지하철에서 고개를 푹 숙인 채 스마트폰을 보면 목과 허리에 있는 디스크에 서서히 손상이 쌓입니다. 이러한 손상이 심해지다 보면 갑작스럽게 통증이나 저림 증상이 나타날 수 있습니다. 하지만 병원을 찾는 대다수 환자가 통증이 '갑자기' 또는 '우연히' 생겼다고 합니다.

"별일도 안 했는데 갑자기 허리가 아파요."
"가벼운 물건을 들었을 뿐인데 어깨가 심하게 아파요."

사실 의사도 짧은 진료 시간 안에 통증의 원인이 되는 습관이나 문제를 모두 파악하기는 쉽지 않습니다. 그래서 주로 통증을 줄이는 단편적인 치료를 먼저 시도합니다. 이런 경우 증상은 바로 좋아질 수 있지만, 근본적인 원인이 해결되지 않으면 통증은 다시 반복됩니다.

사람마다, 아픈 부위마다 문제가 되는 자세는 다르지만, 다음 세 가지 기준을 점검하면 자신의 나쁜 습관을 찾을 수 있습니다.

1) 어떤 동작을 할 때 통증이 생기나요?

평소 앉았다 일어나거나, 허리를 굽혔다 펼 때 통증이 생긴다면 그 동작을 일상에서 얼마나 자주 하는지 떠올려 봅니다.

2) 일할 때 자주 하는 동작이나 자세는 무엇인가요?

장시간 쪼그려 앉거나, 계단을 자주 오르내리는 일이라면 무릎에, 한쪽으로 몸을 비틀거나 오래 앉아 있는 일이라면 허리·목에 부담이 갑니다.

3) 가장 편안하게 느끼는 자세는 무엇인가요?

퇴근 후 소파에 옆으로 눕거나, 허리를 굽히고 목을 앞으로 내민 채 앉는 자세는 아무리 편하다고 생각되어도 근육과 관절에는 큰 부담이 됩니다. 이런 자세가 습관이 되면 몸은 서서히 무너집니다.

원인을 확인했다면, 지금부터 안 좋은 자세와 습관을 찾아 바로잡으려고 노력해야 통증에서 빨리 벗어날 수 있습니다.

처음에는 허리도 펴고, 어깨도 펴고, 바른 자세를 의식하지만 시간이 지나면 허리는 구부정해지고, 엉덩이는 쑥 빠지기 마련입니다. 이렇게 자세가 변하는 이유는 아주 간단합니다. **우리 몸은 항상 '덜 힘든 길'을 선택하기 때문입니다.**

셜리 샤먼 박사가 주장한 '최소 저항의 경로(Path of least resistance)'는 물리학에서 전류가 저항이 낮은 곳으로 흐르듯, 우리 몸의 움직임도 가장 쉽게 움직일 수 있는 관절과 근육을 중심으로 이루어진다는 개념입니다.

허리를 굽혀서 땅에 떨어진 물건을 줍는 상황을 생각해 봅시다. 허리가 뻣뻣한 사람은 불편한 허리를 꼿꼿하게 편 채로 무릎이나 등을 더 구부려서 물건을 주울 것입니다. 또 고관절이 뻣뻣하다면 최대한 고관절은 덜 구부리고 허리를 많이 굽히면서 줍겠지요. 한두 번은 이렇게 물건을 집어도 괜찮습니다. 하지만 이런 동작을 반복하면 어떻게 될까요? 많이 사용하는 관절에 무리가 가고, 퇴행성 변화나 통증이 발생합니다.

척추관 협착증 수술을 받은 환자에게도 비슷한 일이 일어납니다. 막상 고정한 부위에는 문제가 없고 오히려 고정한 부분 위아래에 퇴행성 변화가 생기는 경우가 많습니다. 고정한 부위보다 상대적으로 유연한 주변 부위에 움직임이 많아져서 벌어지는 일입니다.

이렇게 상대적인 유연성으로 인한 문제는 종종 같은 관절 내에서도 발생합니다. 주로 관절의 안정을 유지하는 속근육과 관절의 움직임을 일으키는 겉근육 사이의 불균형 때문에 일어납니다. 한

번은 40대 여성 환자분께서 통증이 전혀 없는 듯한 걸음으로 내원하셨습니다.

"어디가 아프세요?"
"허리가 아파요. 앉았다가 일어날 때 주로 아파요."
"다리가 저리거나 당기는 느낌이 있으세요?"
"그런 건 전혀 없고, 그냥 앉았다 일어날 때 허리가 아파요."

간단히 신체 문진을 하고 엑스레이를 찍어보니 요추 4~5번 사이 후관절 부위에서 퇴행성 변화가 관찰되었습니다. 그래서 후관절 부위 염증을 줄이고자 주사 치료를 했고, 증상은 잠시 좋아졌습니다. 하지만 2주 후 다시 내원한 환자분께 증상의 차도를 여쭈어보니, 주사 직후에는 괜찮았지만 시간이 지나면서 앉았다가 일어날 때 다시 통증이 있었다고 했습니다.

혹시 지난 번 진료에서 놓친 부분이 있을지 모른다는 생각에, 환자분이 앉았다 일어서는 동작을 관찰했습니다. 그러자 환자가 앉았다가 일어설 때 허리를 과도하게 젖히는 자세로 움직이는 것을 볼 수 있었습니다. 이런 동작은 대둔근(엉덩이 근육)이 약할 때 흔히 나타납니다. 약해진 대둔근 대신 허리가 일을 더 하게 되면서 후관절에 부담이 커지는 것입니다.

〈대둔근이 약할 때 생기는 자세 변화〉
- 앉았다 일어날 때 허리를 뒤로 젖히며 일어난다.
- 걸을 때 엉덩이를 충분히 쓰지 못하고 허리에 힘이 집중된다.
- 오래 앉는 직업에서 자주 발생한다.

실제로 환자는 앉아서 오래 일하는 직업을 가지고 있었고, 엉덩이 근육, 특히 대둔근의 약화 원인을 확인할 수 있었습니다. 그때부터 이 환자는 주사 치료로 통증을 조절하면서 대둔근 강화 운동을 병행했고, 약 6주 후, 통증은 거의 사라졌습니다.

근육이 약해지는 이유는 다양합니다. 사용이 적거나, 근육을 지배하는 신경이 눌리거나, 늘어난 상태로 장시간 유지될 때 근육은 점차 힘을 잃습니다. 근육이 약하면 자세를 바로 세우기 어렵고, 그 결과 다른 관절이나 인대가 대신 일을 하면서 통증이 생깁니다. 이런 상태가 오래 지속되면 단순한 염증을 넘어 구조적 손상이나 퇴행성 변화로 진행될 수 있습니다.

결국 우리 몸의 어느 한 부위에만 의존하지 않고 **온몸의 균형을 유지**하는 것, 그것이 통증을 예방하는 가장 확실한 방법입니다.

> ▶ 기억하세요!
> 통증은 '갑자기 생긴 문제'가 아니라, '나쁜 자세가 천천히 쌓여 나타난 결과'입니다.
> 일상에서 나쁜 자세와 동작 습관을 바꾸는 것이 가장 좋은 치료입니다.

운동은 다 몸에 좋은 것 아닌가요?

"선생님, 저는 평소에 운동을 열심히 하는데 왜 아픈 걸까요?"
"무릎 관절염에는 걷는 게 좋다고 해서 매일 1만 보를 걷는데, 오히려 무릎이 더 아파요."

운동이 건강에 좋다는 사실은 누구나 알고 있습니다. 하지만 운동이 모든 사람에게 좋은 것은 아닙니다. 내 몸의 상태를 고려하지 않고 무조건 운동을 따라 하면, 도움이 되기보다는 오히려 통증을 악화시킬 수도 있습니다.

무릎 관절염에는 걷기 운동이 좋다고 알려져 있지만, 걸을 때 통증이 있거나 걷고 나서 통증이 더 심해진다면, 그 걷기는 지금의 나에게 도움이 되는 운동이 아닙니다.

운동의 목적은 몸을 손상시키지 않으면서 기능을 회복하는 데 있습니다. 그러니 어떤 운동이든 '내 몸이 감당할 수 있는 범위 안에서'

해야 진짜 치료가 됩니다.

다음은 미국의 정형외과 의사인 스콧 다이(Scott Dye) 박사가 발표한 무릎의 '기능적 한계(Envelope of function)'를 나타낸 그래프입니다. '기능적 한계'란 사람마다 무릎 관절이 버틸 수 있는 스트레스의 범위가 있는데, 이를 벗어나는 과한 운동이나 동작을 하면 무릎이 손상된다는 의미입니다.

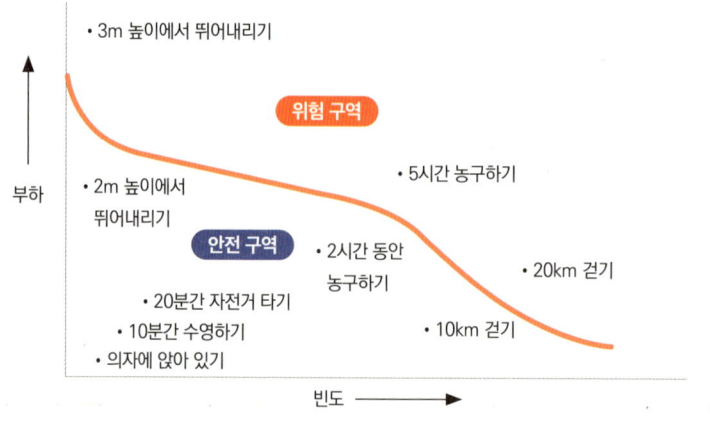

무릎의 기능적 한계

가로축은 12시간 동안 부하가 반복되는 빈도를, 세로축은 부하의 강도를 나타냅니다. 예를 들어, 2m 높이에서 몇 번 뛰어내리는 것은 무릎이 감당할 수 있는 충격 범위 안에 있어 무릎을 손상시키지 않습니다. 하지만 3m 높이에서 뛰어내리면, 그 순간 무릎이 받는 충격이 기능적 한계를 넘어 손상을 일으킬 수 있습니다.

빈도도 중요합니다. 12시간 이내에 2시간 동안 농구를 하는 것은 무릎에 괜찮지만, 5시간 동안 농구를 하면 기능적 한계를 넘어서서 무릎에 손상을 줍니다.

여기서 중요한 점은 사람마다 기능적 한계가 다르다는 것입니다. 나이가 들거나 다친 사람은 다음 그래프의 A처럼 안전한 영역이 좁을 수도 있고, 운동선수나 운동을 꾸준히 했던 사람들은 C처럼 영역이 넓을 수도 있습니다.

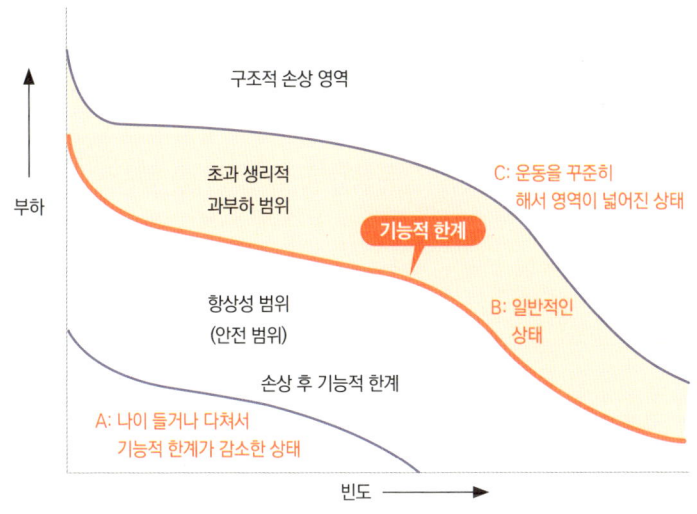

초과 생리적 과부하 범위

그러니 나이가 들어 근력이 떨어지거나 무릎을 다친 직후라면 기능적 한계가 떨어지기 때문에 안전 범위에 들어가 있는 낮은 강도의 운동만이 실질적으로 도움이 됩니다.

만약 기능적 한계를 넘어서 운동한다면 어떻게 될까요? 예를 들어 10km를 걷는 것은 기능적 한계에 가까워 약간의 피로는 남지만, 몸이 충분히 회복할 수 있습니다. 그러나 20km 이상 걷게 되면, 인대와 근육, 연골에 회복이 어려운 수준의 손상이 생길 수 있습니다. 결국 안전한 범위 안에서 운동하는 것이 무엇보다 중요합니다.

운동할 때는 이 기능적 한계를 잘 지켜야 합니다. 사람마다 체력과 관절 상태가 다르기 때문에 한계점 역시 다릅니다. 그래서 똑같이 한 시간을 걸어도, 누군가에게는 근육을 강화하는 좋은 운동이지만 또 다른 누군가에게는 관절을 손상시키는 무리한 운동이 될 수 있습니다.

아쉽게도 딱 정해진 기준은 없습니다. 다만 대부분 전문가는 운동 중이나 운동 후 통증이 있거나, 관절이 붓거나, 불안정하다는 불편감을 느낀다면 기능적 한계를 벗어났다고 판단합니다. 그러니 여러분도 운동 후 위와 같은 증상이 있다면 오히려 몸에 안 좋은 나쁜 운동을 하는 중인지도 모릅니다.

어깨 통증으로 내원하는 환자 중에는 근육이 아주 건강한 젊은 분도 많습니다. 꾸준한 운동으로 근육량도 충분하고 누가 보아도 튼튼해 보이는 이런 어깨에도 통증을 일으키는 원인이 숨어 있습니다.

한번은 20대의 건장한 남성 환자가 오래전부터 어깨가 아프다며 병원에 왔습니다. 일상적인 움직임으로는 아프지 않지만, 팔을 어깨 위로 올리거나 그런 자세로 운동할 때 통증이 있다고 했습니다. 그는 지금까지 여러 병원을 전전하며 주사, 도수치료, 체외충격파 등 받을 수 있는 치료는 거의 다 받아본 상태였습니다.

오랫동안 고생한 환자에게 조금이나마 도움이 되고 싶어 꼼꼼히 살펴보았습니다. 검사 결과, 팔을 올릴 때 날개뼈의 움직임이 정상보다 제한되어 있었습니다. 보통 팔을 들어 올릴 때면 날개뼈도 함께 상방회전해야 회전근개가 부딪히지 않는데, 이 환자분은 날개뼈가 충분히 움직이지 않았습니다. 아니나 다를까, 능형근과 견갑거근이 날개뼈의 상방회전을 방해할 정도로 단단하고 짧아져 있었습니다.

치료는 간단했습니다. 주사와 스트레칭으로 굳은 근육을 풀고, 집에서도 할 수 있는 간단한 스트레칭을 꾸준히 시행하게 했습니다. 그 결과 오랫동안 아팠던 어깨가 단 4주 만에 확실히 좋아졌습니다.

'근육이 뻣뻣하다'라는 말을 들어본 적 있으신가요? 보통 뻣뻣하다고 하면 길이를 늘일 때 잘 늘어나지 않는 상태를 뜻합니다. 근육에서는 길이 '변화에 따른 장력'을 근육의 뻣뻣함(Stiffness)이라고 합니다. 근육을 스프링에 비유하면 이해가 쉽습니다. 스프링이 굵고 단단하면 늘이는 데 많은 힘이 필요해 뻣뻣하고, 반대로 가늘고 부드러우면 쉽게 늘어나 유연합니다.

그렇다면 근육이 뻣뻣해지는 이유는 무엇일까요? 먼저, 운동을 많이 해서 근육의 크기가 커지면 그 자체로 뻣뻣해질 수 있습니다. 오랜 시간 고정된 자세로 일하는 경우도 문제입니다. 특히 사무직처럼 장시간 앉아 있는 사람들은 어깨가 굽고, 가슴 앞쪽 근육이 쪼그라들며 어깨뼈를 아래로 당기는 근육들도 단축됩니다. 이런 상태가 오래 지속되면 단축된 근육들이 점점 뻣뻣해지면서 통증을 유발하게 됩니다.

앞서 살펴본 대로 우리 몸은 최소 저항의 경로를 따라 움직입니다. 즉, 근육이 뻣뻣해지면 움직이는 데 큰 힘이 드는 뻣뻣한 근육 대신 상대적으로 주변의 약한 근육이나 관절이 대신 움직입니다. 이런 보상작용이 계속되면 근육·인대·관절에 구조적인 손상이 발생해 통증이 생길 수 있습니다.

이를 막기 위해서는 무엇보다 뻣뻣한 근육을 풀어주는 것이 중요합니다. 운동을 할 때는 평소보다 약한 강도나 짧은 시간으로 시작해, 안전한 범위 안에서 점차 강도를 높여야 합니다. 운동 중이거나 운동 후에도 내 몸의 반응을 잘 살피며, '내 몸에 이로운 운동'을 하는 습관을 들이기 바랍니다.

움직임에 가장 큰 영향을 미치는 것은 무엇인가요?

우리 몸의 움직임에 가장 큰 영향을 미치는 것은 무엇일까요? 바로 **중력**입니다.

네발을 이용해 낮은 자세로 움직이는 다른 동물들과 달리 사람은 두 발로 서서 걷습니다. 그래서 무게중심이 끊임없이 변합니다. 우리가 의식하지 않아도 몸의 균형을 맞추기 위해 다양한 근육이 노력하고 있는 것입니다. 중력은 우리 몸에 잘못된 영향을 미치기도 하는데, 그 사실을 어떻게 알 수 있을까요?

'중력중심선(Center of gravity)'은 중력에 대한 신체의 중심선을 뜻합니다. 우리가 흔히 말하는 '좋은 자세', 즉 중립자세(Neutral posture)란 옆에서 보았을 때 귀 뒤-어깨-엉덩이 관절-무릎 관절-발목 관절의 앞을 잇는 하나의 직선 위에 몸의 중심이 맞춰져 있는 상태를 말합니다. 또한, 앞에서 보면 중력중심선이 몸의 중앙에 있고, 신체의 어느 부위도 회전되거나 옆으로 기울어지지 않은 상태입니다.

서 있거나 움직일 때 중립자세에서 많이 어긋날수록 관절·근육·인대에 긴장이 가해져서 구조적인 변화가 생길 수도 있습니다. 따라서 중력을 이기며 자세를 유지하는 근육, 항중력근(자세 근육)을 강화하는 것이 중요합니다. 이 근육들은 우리가 서 있을 때나 걷거나 앉아 있을 때, 중력의 방향으로 무너지지 않도록 몸을 떠받치는 역할을 합니다. 다음 그림은 대표적인 항중력근을 보여줍니다.

대표적인 항중력근으로는 목폄근, 척추기립근, 복직근, 엉덩이 주변 근육이 있습니다. 나이가 들수록 척추기립근과 엉덩이 근육은 약해집니다. 게다가 앉은 자세나, 몸을 구부린 상태로 오랜 시간을 보내는 사람들은 복직근과 엉덩허리근이 수축한 상태가 계속되어 몸을

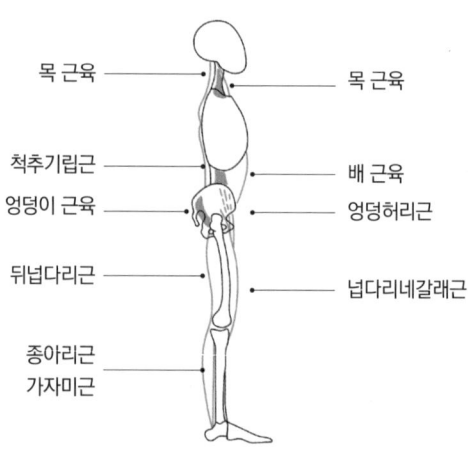

항중력근(자세 근육)

수직으로 유지하기 어렵고 점차 등을 펴기 힘들어집니다. 그렇게 지팡이에 의존해야 하는 자세가 되는 것입니다. 허리가 굽으면 그 영향으로 고관절이나 무릎 관절에도 문제가 생깁니다.

통증이 있다면 치료와 더불어 중력에 저항해 몸의 자세를 바르게 유지하도록 돕는 항중력근의 상태를 확인하고, 운동을 통해 강화해 보기를 바랍니다. 통증을 줄이고 올바른 자세를 유지하는 데 도움이 될 것입니다.

길을 걷다가 한쪽 신발을 잃어버렸다고 생각해 봅시다. 신발 밑창 높이만큼 다리 길이가 달라지기 때문에 뒤뚱거리며 걷게 될 것입니다. 이렇게 아주 오랜 시간 걷는다면, 우리 몸은 다리 길이의 차이만큼 골반이나 상체를 기울여서 최대한 덜 뒤뚱거리게 균형을 맞추려고 변화할 것입니다. 정말 놀라운 일입니다.

이처럼 우리 몸은 변화하는 외부 환경에 빠르게 적응합니다. 뼈가 변하는 것은 아닙니다. 이미 길이와 위치가 정해진 단단한 뼈는 쉽게 변하지 않습니다. 우리 몸이 환경에 맞게 변하도록 하는 것은 바로 '근육'입니다.

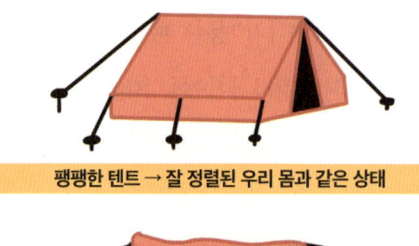

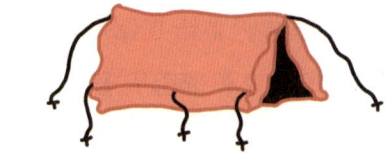

▶ 줄(근막)이 팽팽하지 않으면 텐트 천(근육)이 균형을 잃는다.

이렇게 뼈와 근육이 지탱하는 우리 몸은 흔히 텐트에 비유합니다. 텐트를 지탱하는 기둥은 뼈에 해당하고, 텐트를 감싸고 있는 천은 근육이라고 생각해봅시다. 하지만 천을 기둥 위에 덮어놓는 것만으로는 텐트의 형태가 잡히지 않습니다. 천을 사방으로 팽팽하게 당겨 유지하는 줄이 필요합니다. 이 줄은 근육을 감싸고 있는 근막이라고 할 수 있습니다.

　기둥을 튼튼하게 세우고, 그 위에 천을 잘 덮은 뒤 줄을 팽팽하게 잡아당겨 균형을 맞춘 텐트가 바로 잘 정렬된 우리 몸과 같습니다. 만약 기둥이 꺾이거나, 천이 얇아져 찢어지고, 줄이 끊어지면 텐트는 한쪽으로 기울어 무너집니다. 우리 몸으로 치면 골절이나 근육·인대의 손상으로 균형이 무너지고 비대칭이 되는 상태입니다.

　여기서 주목할 부분은 텐트의 천을 팽팽하게 잡아당기는 줄에 해당하는 '근막'입니다. 통증 치료는 오랫동안 뼈와 근육 중심의 부위별 치료에 집중해 왔습니다. 어깨가 아프면 어깨만, 허리가 아프면 허리만 치료하는 식이었습니다. 하지만 최근에는 근막의 역할과 중요성이 점점 강조되고 있습니다.

근막은 '근육을 싸고 있는 아주 얇은 콜라겐 성분의 결합조직'으로, 거미줄처럼 얇고 탄력성이 높으며 치밀한 구조로 우리 몸 전체를 덮고 있습니다. 또한, 인체의 한 부분을 다른 부분과 연결하고 있어서 한 부위가 손상되거나 기능에 문제가 생기면 연결된 다른 부위에도 영향을 미칩니다.

근막은 잘못된 자세, 과사용, 수술 등으로 두꺼워지고 딱딱해지며 수명이 단축될 수 있습니다. 이로 인해 긴장된 근막이 주변 신경이나 혈관을 압박하면 통증이 생기고, 움직임이 제한된 부위를 보상하기 위해 다른 부위의 근막이 늘어나 모양이 변합니다.

이처럼 근막은 우리 몸 전체를 따라 여러 경로로 연결되어 있는데, 이를 '근막 경선(Myofascial meridian)'이라고 합니다. 2000년 초반 미국의 토마스 마이어스(Thomas W. Myers)가 제시한 이 이론은 근막이 인체를 가로질러 다양한 부위를 연결하며 통증과 움직임에 큰 영향을 미친다는 사실을 보여줍니다.

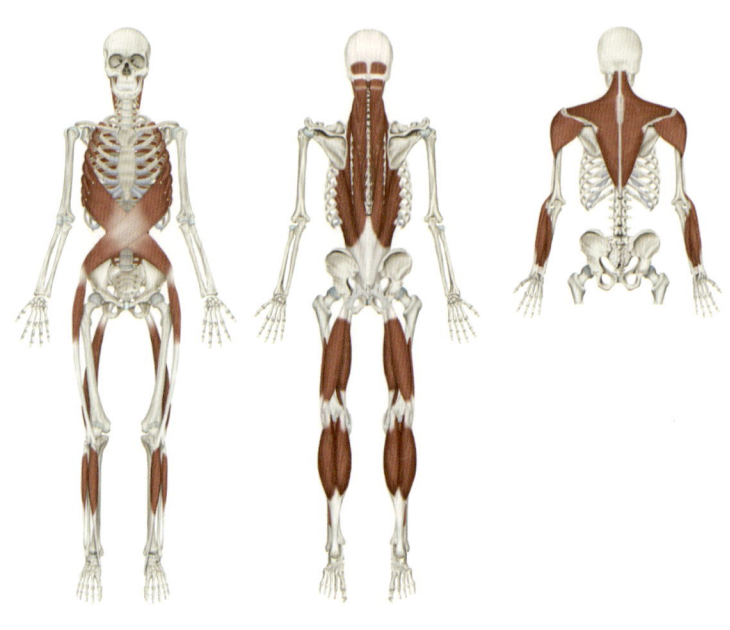

근막 경선

  예를 들어, 어떤 근막은 목 뒤에서 복부를 지나 반대쪽 다리로 이어지고, 다른 근막은 목 뒤에서 허리를 거쳐 양쪽 다리 뒤로 연결되어 있습니다. 그래서 같은 근막 경선에 속한 근육 중 일부에 문제가 생기면 다른 부위에서도 통증이 발생할 수 있습니다.

  목 뒤의 만성 통증으로 내원한 50대의 여성 환자분이 있었습니다. 물리치료, 약물, 주사, 도수치료, 충격파 등 1년 동안 가능한 모든 치료를 시도했지만 호전이 없었다고 했습니다. 단순히 경추 부위의 근육 문제, 또는 관절이나 디스크 문제라면 기존에 받았던 치료에서 분명 좋은 반응이 있었을 텐데, 환자분은 별 차도를 느끼지 못하셨다고 하였습니다. 이전에 치료받은 병원의 엑스레이와 MRI 자료에서도 경추 관절이나 디스크에 특별한 이상은 보이지 않았습니다.

그런데 신체 문진을 자세히 해보니 목을 앞이나 대각선으로 숙일 때 통증과 함께 움직임 제한이 나타났습니다. 대화 중 환자분이 과거 제왕절개 수술을 받았다는 사실을 듣고, 복부 근막의 문제를 확인해 보기로 했습니다. 옆으로 누운 자세에서 몸을 젖히는 동작을 해보니, 양쪽 모두 움직임 제한이 있었습니다.

복부 수술 부위의 나선형 근막에 주사 치료를 시행하고 꾸준한 스트레칭을 지도하였습니다. 그리고 1주일, 2주일 시간이 지날수록 그 동안 여러 치료에도 반응이 없었던 환자의 목 뒤쪽 통증과 움직임 제한이 점차 호전되었고, 두껍고 굳어 있던 복부의 근막 역시 부드럽게 풀렸습니다.

이렇게 근막의 불균형만으로도 통증이 발생할 수 있습니다. 따라서 두껍고 딱딱해진 근막을 이완시키고 풀어주는 치료를 병행해야 합니다. 그래야 균형 잡힌 텐트처럼 우리 몸도 올바른 정렬을 회복하고 통증 없이 움직일 수 있습니다.

통증이 정말
치료가 될까요?

병원에서 주사나 약물 처방을 하면 자주 듣는 질문이 있습니다.

"선생님, 주사를 맞고 약을 먹으면 완치되나요? 그냥 통증만 줄여주는 것 아닌가요?"

골절이나 인대 파열 같은 구조적인 손상이 심한 경우라면, 당연히 통증과 염증을 줄이는 주사나 약물만으로는 모든 문제가 해결되지 않습니다. 이때는 구조적인 문제를 우선 해결해야 하므로 병원에서도 수술적 치료를 먼저 권유합니다.

하지만 정형외과에 내원하는 대부분 환자는 무리한 사용이나 작은 외상으로 인한 인대·근육·힘줄의 손상 또는 퇴행으로 인한 염증성 질환이 주된 원인입니다. 이런 경우에는 손상 부위를 빠르게 회복시켜 예전과 같은 기능을 되찾는 것이 중요합니다. 따라서 치료 초기부터 손상 부위를 제대로 관리하는 것이 핵심입니다.

과거 수십 년간 이루어진 연구 결과에 따르면, 통증이 없는 범위 내에서 꾸준히 수동적인 움직임을 가하면(힘을 뺀 상태에서 남이 움직여서 관절 각도를 확인한다) 손상된 결합조직의 재생이 뚜렷하게 향상된다고 알려져 있습니다. 반대로 회복 중인 조직에 자극이나 움직임이 전혀 없다면 재생 과정에서 무질서하게 엉킨 반흔조직이 생깁니다. 하지만 적절한 자극과 움직임이 있다면 조직을 구성하는 콜라겐 섬유들이 세로로 배열되어 구조적 기능을 잘할 수 있도록 변화합니다.

또한, 관절염 초기에는 통증이 심해지지 않도록 근육이 경직되어 관절이 고정됩니다. 그 결과 관절을 싸고 있는 관절 주머니를 구성하는 콜라겐 섬유들이 무질서하게 배열되어 유착되고, 움직임에 제한이 생기며 통증이 심해질 수 있습니다. 따라서 통증이 조절되는 범위 내에서 꾸준히 움직임과 스트레칭을 병행해야 합니다. 이 과정에서 유착이 파괴되고 굳은 관절주머니가 늘어나 기능이 더 빨리 회복됩니다.

이렇듯 손상이나 염증이 있는 경우 기능을 회복하기 위해서는 초기 단계에서의 움직임이 굉장히 중요합니다. 하지만 통증과 염증이 잘 조절되지 않으면 이렇게 움직이려 해도 통증으로 인한 불쾌감과 함께 근육 경직이 심해져 정상적으로 움직이기 어렵습니다. 이런 상태가 지속되면 손상된 조직의 회복뿐만 아니라 기능 회복도 느려집니다. 그러므로 통증과 염증이 있을 때는 반드시 이를 조절하며 운동해야 한다는 점을 꼭 기억하기 바랍니다.

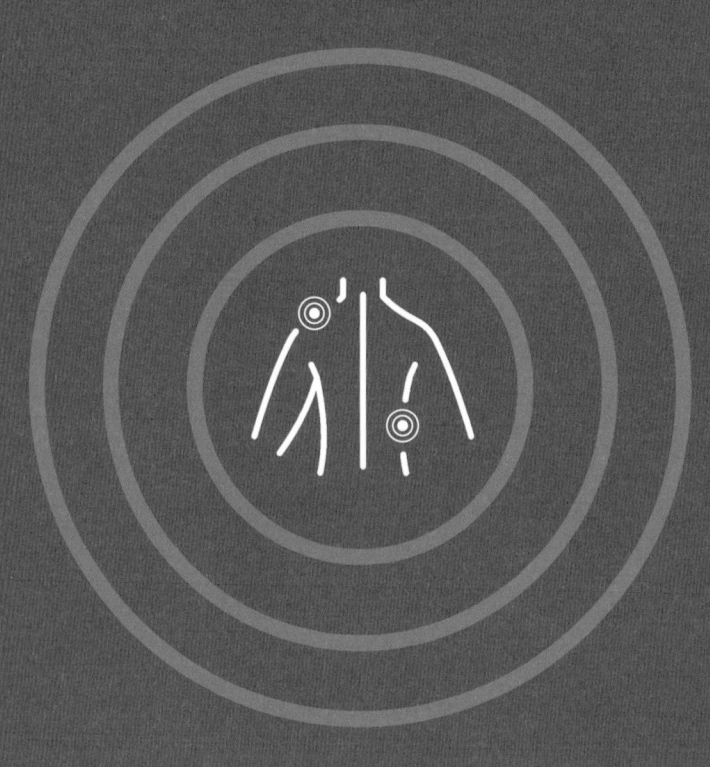

3장

통증 없는 움직임을
위한 운동법

근육을 보면
통증의 원인이 보인다고요?

우리 몸의 근육을 살펴보면 통증의 원인과 회복 방향도 알 수 있습니다. 먼저 근육은 기능에 따라 크게 둘로 나뉩니다. 관절을 다치지 않게 안정시키는 안정성 근육, 관절을 다양한 각도로 움직이고 힘을 내게 하는 운동성 근육입니다.

안정성 근육은 주로 몸의 깊은 곳에 위치하며, 자세를 유지하거나 운동 중 관절이 받는 부하를 조절하는 역할을 합니다. 대표적인 안정성 근육으로는 어깨의 회전근개가 있습니다. 안정성 근육에 문제가 생기면 주로 근육이 느슨해지거나 약해지는 형태로 나타납니다.

반면, 운동성 근육은 몸의 표면에서 직접적인 움직임을 만들고, 반복적이거나 빠른 운동 시 주로 사용됩니다. 대표적인 운동성 근육이 흔히 식스팩이라고 불리는 복직근입니다. 이 근육은 과도하게 사용되거나 단축될 때 뻣뻣해지는 양상으로 문제가 생깁니다.

이런 작용을 잘 모르고 '아픈 부위를 강화하면 덜 아프겠지'라는 막

연한 생각으로 운동을 과하게 하는 경우가 많습니다. 예를 들어, 허리가 아프다고 해서 윗몸일으키기 같은 복직근 강화 운동을 하는 것입니다. 하지만 만약 복직근이 너무 발달해서 허리 안정성을 잡아주는 바깥쪽 배근육보다 강해지면 허리뼈에 가해지는 압박이 늘어나 오히려 디스크에 손상을 주게 됩니다. 허리를 위해 한 운동이 오히려 허리 통증을 악화시킬 수도 있다는 것입니다.

그래서 통증이 있을 때 올바른 운동 치료는 3단계로 진행해야 합니다. ① 풀어주고, ② 잡아주고, ③ 강하게 만들어주는 것입니다. 이번 장에서는 우선 우리 몸의 균형을 맞추는 근막과 굳은 관절을 풀어주는 스트레칭을 다룹니다. 스트레칭은 운동성과 유연성을 유지하며, 이후 운동 단계로 넘어가기 위한 기초를 다지는 과정입니다. 다음으로는 각 관절의 안정화를 위해 우리 몸 깊숙한 곳에 있는 안정화 근육은 어떤 것이 있는지 정확하게 알고, 이를 강화하기 위해 약한 강도로 천천히 운동하는 방법을 배울 것입니다. 마지막으로 안정화 운동에 부하를 주면서 일상적인 동작과 운동 및 갑작스러운 동작에도 손상을 받지 않는 강한 몸을 만드는 것이 목표입니다.

이제 내 몸을 위한 3단계 운동을 하나씩 살펴보겠습니다.

스트레칭,
왜 운동의 시작일까요?

움직일 때 통증이 있다면 우리는 어떻게 할까요? 대부분 최대한 덜 움직이려고 하겠지요. 물론 일시적인 염증 때문이라면 염증이 가라앉을 때까지 움직임을 줄이는 것만으로도 금방 회복될 수 있습니다. 그러나 퇴행성 손상처럼 만성적인 염증이라면, 잠시 쉬는 것으로는 해결되지 않습니다.

통증이 계속 발생한다면 아픈 관절을 움직이지 않는 시간이 늘어납니다. 그러면 우리 몸에서는 관절을 감싸고 있는 관절막뿐만 아니라 주변 조직, 근육이나 근막의 단축(짧아짐)과 섬유화(딱딱해짐)가 진행됩니다. 이 과정이 반복되면 관절의 가동 범위가 점차 제한됩니다.

이런 상태에서 무작정 운동을 하겠다며 헬스장에서 무거운 무게를 드는 근력운동을 하면 어떻게 될까요? 굳은 관절과 근막을 풀지 않은 채 근력운동을 하면 오히려 다른 주변 근육들을 대신 사용하게 되며 관절의 균형이 깨지고 통증이 더 심해질 수 있습니다.

그래서 통증이 있을 때 가장 먼저 해야 할 운동은 바로 '스트레칭'입니다. 스트레칭은 단순히 몸을 늘리는 것이 아닙니다. 스트레칭의 정의는 '특정 근육 및 힘줄이나 골격의 관절을 의도적으로 구부리거나 늘려 근육을 이완시키고 회복탄력성(Elasticity)을 향상하는 신체 운동'입니다. 간단히 말해 관절 주변의 근육과 근막을 늘리고, 가동 범위를 넓혀주는 과정입니다.

가장 대표적인 스트레칭으로는 '정적 스트레칭', '동적 스트레칭', '자가근막이완'이 있습니다.

1) 정적 스트레칭 Static Stretching

정지된 상태에서 천천히 근육을 늘리고 자세를 유지하는 수동적인 스트레칭입니다. 일반적으로 1회 15~30초씩, 2~4회 반복해 총 60초 정도 실시하는 것이 좋습니다. 관절이 많이 굳어 있거나 유연하지 않다면 1회당 30~60초로 늘려도 됩니다.

2) 동적 스트레칭 Dynamic Stretching

신체 관절을 움직이면서 근육을 풀어주는 방식으로, 주로 운동 전 준비운동에 해당합니다. 관절을 앞뒤·좌우로 움직이거나 회전하는 동작 위주로 구성되며, 너무 빠르지 않게 일정한 속도로 5~10회 실시하면 좋습니다.

3) 자가근막이완 Self-Myofascial Release

마사지에 가까운 방법으로, 근막을 풀어주고 관절의 움직임을 개선하는 데 효과적입니다. 땅콩볼이나 폼롤러를 이용해 긴장된 근막 부위에 가볍게 압력을 가하며 천천히 굴려줍니다. 통증이 심하다면 강한 자극보다는 가벼운 압력으로 눌러주는 것만으로도 충분한 이완 효과가 있습니다.

다음으로 스트레칭에 관한 오해를 풀고 싶습니다. 먼저, 사람의 몸과 상태는 모두 다릅니다. 심지어 같은 사람도 컨디션에 따라 몸 상태가 달라질 수 있습니다. 그러니 이 점을 염두에 두고 그에 맞춰 스트레칭을 해야 합니다. 다음은 스트레칭에 관한 대표적인 세 가지 오해입니다.

① 아파야 제대로 되는 거다?

공원에 가면 뻣뻣한 관절과 경직된 근육을 풀기 위해 과도하게 스트레칭을 하는 분들을 종종 봅니다. 어깨 돌리는 운동 기구를 빠르고 세게 계속 돌리는 분들도 있고 허리를 돌리는 기구에서 허리가 돌아갈 수 있는 최대한으로 팍팍 돌리는 분들도 있습니다. 잔뜩 찡그린 얼굴이 굉장히 힘들어 보이는데, 정말 열심히 하십니다. 하지만 이렇게 기구를 무리하게 사용한다면 오히려 몸에 부정적인 영향을 미칠 수 있습니다.

통증을 느껴야만 유연해지는 것이 아닙니다. 통증까지 참아가며 스트레칭을 하면 오히려 근육과 근막이 손상될 수 있습니다. 가벼운 불편감이나 긴장이 느껴지는 정도까지만 스트레칭을 하면서 점차 부하를 늘려가시기 바랍니다.

② 짧고 빠르게, 크게 해야 효과가 있다?

스트레칭 전문가들은 정적 스트레칭을 할 때 근육과 근막이 늘어난 자세를 최소 15초 이상 유지하도록 권장하고 있습니다. 근육을 갑자기 늘리면 우리 몸은 손상을 막기 위해 뇌에서 신호를 보내 반사적으로 근육을 다시 수축시키려 합니다(반사성 장력). 그런데 근육을 늘린 채로 15초 이상 유지하면 우리 몸이 근육의 늘어난 길이에 익숙해지면서 이 반응이 억제되어 결과적으로 손상을 방지하고 가동 범위를 늘릴 수 있습니다.

③ 한 자세만 유지해야 효과가 있다?

동적 스트레칭은 자연스러운 움직임을 활용해 근육의 경직을 풀어줍니다. 정적 스트레칭보다 근육을 늘리고, 관절을 유연하게 만드는 데 도움이 됩니다. 동적 스트레칭을 할 때는 자연스러운 호흡과 함께 관절을 사방으로 꺾고 돌릴 수 있는지 확인 후 조금씩 가동 범위를 늘려야 합니다. 이때 중요한 점은 편안한 범위 내에서, 양쪽을 균형 있게, 무리하지 않고 수행하는 것입니다. 아픈 쪽만 하는 것이 아닙니다. 운동 횟수도 정해진 것이 아니니 본인 몸에 맞게 점차 늘려가면 됩니다.

정적 스트레칭과 동적 스트레칭의 차이

구분	정적 스트레칭	동적 스트레칭
운동 방식	근육을 천천히 늘린 상태에서 일정 시간 유지	몸을 움직이며 근육을 반복적으로 신전
주요 목적	근육 이완, 긴장 완화, 유연성 향상	근육 활성화, 신경 자극, 운동 준비
시행 시점	운동 후, 근육 회복 및 마무리 단계	운동 전, 준비운동 단계
대표 부위 예시	햄스트링, 종아리, 어깨, 허리	팔, 다리, 몸통
권장 시간/횟수	15~30초 유지 × 2~4회 (총 60초)	5~10회 반복 (일정한 속도로)
주의할 점	통증이 느껴질 정도로 무리하지 말 것	가동 범위를 초과하지 말고 양쪽 균형 유지
효과	근육 피로 회복, 긴장 완화, 부상 예방	순환 개선, 관절 가동성 향상, 운동 효율 증대

안정성 근육이
왜 중요할까요?

 꾸준한 스트레칭으로 관절이 어느 정도 풀어졌다면, 그다음으로는 근육을 강화해야 합니다. 하지만 무작정 근육 운동을 하면 오히려 관절에 무리가 갈 수 있습니다. 그래서 근육 운동에도 지켜야 하는 순서가 있습니다.
 혹시 '겉근육', '속근육'이라는 말을 들어본 적 있으신가요? 겉근육은 말 그대로 몸의 겉에 있는 근육으로, 어깨의 삼각근이나 엉덩이의 대둔근처럼 크고 눈에 잘 띕니다. 움직일 때나 힘을 쓸 때 주로 사용합니다.
 속근육은 몸속 깊이 위치한 근육으로, 어깨의 회전근개나 허리의 다열근처럼 크기가 작습니다. 주로 자세를 유지하거나 관절이 움직일 때 안정되게 중심을 잡아줍니다.
 겉근육, 속근육은 기능에 따른 근육의 분류입니다. 학자들에 따라 분류명은 다르지만, 기본적으로 자세를 유지하고 중심을 잡는 근육과 움직이거나 큰 힘을 내는 근육으로 구분한다는 점은 같습니다. 그렇다면 어떤 근육부터 운동해야 아프지 않고 건강한 몸을 만드는 데 도움이 될까요?

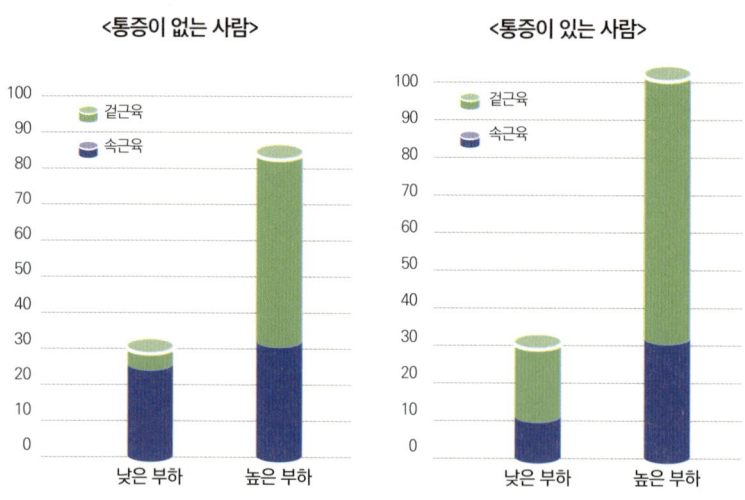

통증에 따른 근육 동원 차이 그래프

위의 그래프는 통증이 있는 사람이 어떤 근육을 더 많이 사용하는지를 보여줍니다. 운동처럼 부하가 큰 상황에서는 통증이 있는 사람과 없는 사람 간의 근육 사용 비율에 큰 차이가 없습니다. 하지만 자세를 유지하는 등 낮은 부하 상태에서는 통증이 있는 사람들의 겉근육이 속근육을 대신해 안정성을 담당하는 역할을 한다는 것을 알 수 있습니다. 결국, 통증이 오래될수록 낮은 자극에도 겉근육을 쓰는 일이 많아져 두 근육 사이의 불안정이 심화되고, 관절의 움직임에도 문제가 생겨 통증이 더 심해지는 악순환이 계속되는 것입니다. 따라서 속근육을 먼저 강화하고, 이후 겉근육을 단련해 두 근육의 조화를 회복하는 것이 중요합니다. 그렇다면 속근육은 어떻게 강화할 수 있을까요? 그 해답은 근육을 구성하는 섬유의 종류에 있습니다.

근육 섬유는 크게 제1형 섬유(느린운동단위, Slow motor unit)와 제2형 섬유(빠른운동단위, Fast motor unit)로 나뉩니다. 제1형 섬유는 수축 속도가 느리고 힘도 약하지만, 지구력이 강하고 오랫동안 수축을 유지할 수 있는 능력이 있어 관절을 안정화하고 자세를 유지하는 데 사용됩니다. 반대로 제2형 섬유는 수축 속도는 빠르지만 금세 피로해져 주로 큰 힘을 내는 운동이나 순간적인 움직임에 사용됩니다.

속근육은 제1형 섬유의 비율이 높습니다. 따라서 속근육을 강화하기 위해서는 낮은 부하로, 천천히, 오랜 시간 운동하는 것이 중요합니다.

또한 속근육은 최대 힘의 약 25% 미만의 부하에서 주로 사용된다는 특징이 있습니다. 그래서 속근육을 키우기 위해서는 생각보다도 훨씬 약한 강도로 운동해야 합니다. 저는 환자분들께 최대 힘의 10% 정도를 사용해서 저항이 살짝 느껴질 정도의 약한 강도로 운동하기를 권유합니다.

그러면 횟수는 몇 번이나 해야 할까요? 일반적으로 운동을 할 때는 10회씩 3세트를 기본이라고 생각합니다. 하지만 근력을 키우려면 고중량으로 3회 내외, 근육을 단련하기 위해서는 중간 중량으로 10회

내외, 근지구력을 키우기 위해서는 저중량으로 15회 이상이 권장됩니다. 속근육을 키운다는 것은 곧 근지구력을 키우는 것과 같습니다. 즉, 속근육을 키우기 위해서는 하나의 운동을 15회 이상, 약한 강도로 천천히 하는 것이 좋습니다.

그렇다면 세트 수는 몇 회나 해야 할까요? 사람마다 다릅니다. 근력 향상에 가장 효율적인 세트 수가 3세트라는 연구도 있지만, 사람마다 통증 정도나 근력 정도가 다르므로 무작정 3세트, 5세트라고 답을 정해둘 필요는 없습니다.

즉, 속근육 강화를 위해서는 본인 몸 상태에 맞게 조절하며 다음과 같이, 꾸준히 운동하는 것이 바람직합니다.

약한 저항 × 15회 이상 × 가능한 세트 수

지금 관절 통증으로 고생하고 있다면 천천히, 약한 강도 운동부터 시작해 보세요. 여러분의 관절을 튼튼히 지지해주는 속근육이 먼저 튼튼해질 것입니다.

더 잘 움직이려면
어떤 근육을 키워야 하나요?

속근육을 어느 정도 강화했다면 이제는 겉근육을 키울 차례입니다. 겉근육은 몸의 겉에 위치한 큰 근육들로, 일상에서 움직이거나 운동할 때, 또는 큰 힘을 쓸 때 활성화됩니다. 어깨의 삼각근, 엉덩이의 대둔근 같은 근육이 대표적입니다. '운동성 근육'이라고도 불리며, 제2형 섬유가 많이 포함되어 있습니다. 이 근육들은 수축 속도가 빠르고 힘이 강하지만, 지구력이 약하고 빨리 피로해지는 특징이 있습니다.

처음부터 겉근육을 강화하는 것은 추천하지 않습니다. 그 이유는 간단합니다. 통증이 있는 사람에게는 오히려 더 통증을 일으킬 수 있기 때문입니다.

예를 들어, 어깨가 굳어서 생기는 오십견(유착성 관절낭염) 환자가 있다고 생각해 봅시다. 이 환자는 어깨가 뻣뻣하고, 조금만 움직여도 통증이 발생했습니다. 그런데 어깨 주변 근육을 강하게 만들겠다며 무거운 덤벨을 들거나 벤치프레스를 한다면 어떻게 될까요? 정작 단련하려는 근육을 제대로 쓰지 못하고, 대신 승모근이나 목 주변 근육이 과도하게 동원됩니다. 결국 어깨뿐 아니라 다른 부위에도 통증이 발생하는 결과로 이어집니다. 그래서 먼저 관절과 근막을 스트레칭으로 풀어준 뒤, 속근육을 강화해 관절의 안정성을 확보한 후 겉근육을 단련해야 합니다.

그렇다면 겉근육은 어떻게 강화할 수 있을까요? 통증이 없는 건강한 사람이라면 다양한 근력운동 프로그램을 참고하면 됩니다.

하지만 통증이 있거나 회복 중이라면 조금 다른 접근이 필요합니다. 이를 이해하려면 먼저 근육의 수축 방식을 알아야 합니다.

근육의 수축은 길이 변화와 장력 변화에 따라 크게 두 가지 유형으로 나뉩니다. 하나는 등척성 수축(Isometric contraction), 다른 하나는 등장성 수축(Isotonic contraction)입니다.

등척성 수축은 움직이지 않고, 고정된 자세에서 힘을 주고 있는 상태입니다. 근육 길이도 일정하고, 관절 각도도 일정하지요. 대표적인 운동으로 플랭크가 있습니다.

등장성 수축은 근육에 주는 힘은 일정하지만, 근육 길이에 변화가 발생합니다. 덤벨을 들어 올릴 때처럼 근육의 길이가 짧아지면서 근육이 수축하는 구심성 수축(Concentric contraction)이 있고, 덤벨을 들고 있다가 내릴 때처럼 근육의 길이가 늘어나면서 근육이 수축하는 원심성 수축(Eccentric contraction)이 있습니다.

이러한 수축 방법 중에서 통증이 있는 관절에 특히 도움이 되는 방법은 근육 길이가 길어지면서 근육이 수축하는 원심성 수축(신장성 운동)입니다. 여러 연구에 따르면 원심성 수축은 구심성 수축보다 에너지 소모가 적고 근육 강화 효과는 높습니다. 또한, 대뇌피질의 흥분도를 높여 통증으로 인해 손상된 신경계 회복을 돕는 효과도 있습니다. 그래서 통증이 조절된 환자에게는 주사 치료나 스트레칭 후 원심성 수축 운동을 우선적으로 권장합니다.

제가 권하는 겉근육 운동 방법은 간단합니다. '본인 최대 힘의 50% 이상, 가능하면 70~80% 수준의 강도로 빠른 속도로 반복' 이렇게 해야 근육에 충분한 자극을 주면서 효율적으로 힘을 키울 수 있습니다.

이제 왜 내 몸이 계속 아팠는지, 그리고 어떻게 운동해야 통증 없이 회복할 수 있는지 조금 감이 오시나요?

그렇다면 이제는 실제로 몸을 움직일 차례입니다. 다음부터는 각 신체 부위별로 어떤 운동을 해야 하는지, 통증을 줄이면서도 강한 몸을 만드는 구체적인 방법을 함께 살펴보겠습니다.

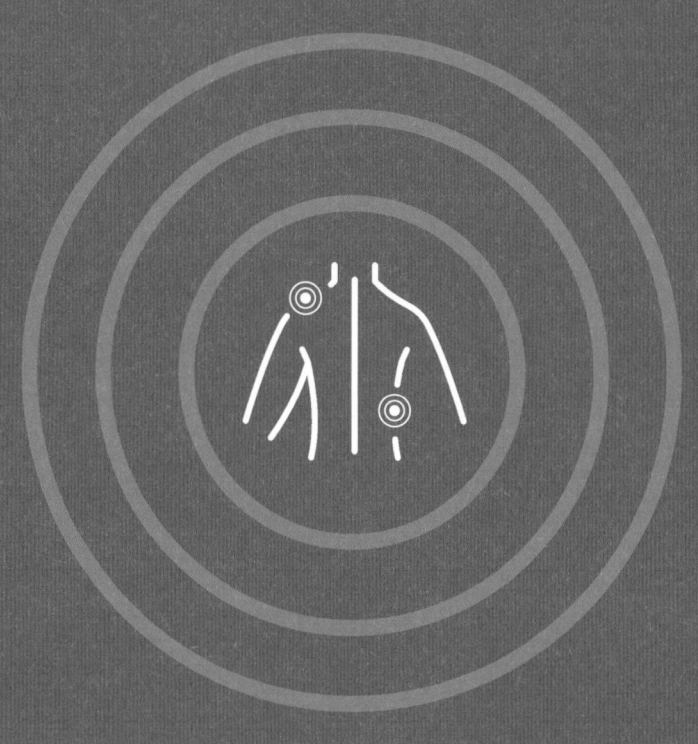

4장

몸의 중심이
무너지면 생기는 일

코어근육이
왜 중요한가요?

코어근육! 들어본 적 있으신가요? 보통 '코어'라고 하면 복근을 떠올리지만, 실제 코어근육은 몸의 훨씬 깊은 곳에 있습니다.

그림과 같이 복부를 감싸는 복횡근, 횡격막, 다열근, 골반저근이 대표적인 코어근육입니다.

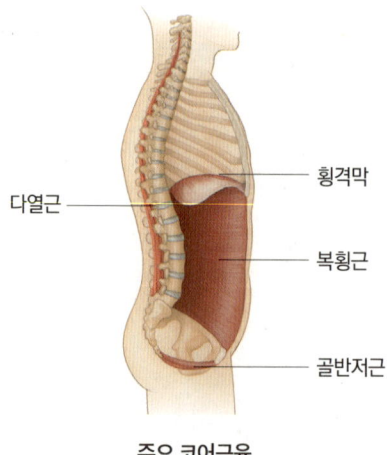

주요 코어근육

코어근육은 허리를 단단히 지지합니다. 코어근육이 약한 상태에서 몸을 과도하게 움직인다면 어떨까요? 허리 중심이 흔들리는 불안정한 상태에서 디스크가 반복적으로 강한 압력을 받게 되고, 결국 디스크 손상과 통증이 생깁니다. 그래서 권위 있는 논문부터 유튜브 방송까지 모두가 허리 통증에는 '코어근육이 답'이라고 그 중요성을 강조합니다.

배 안에 풍선이 하나 있다고 상상해 봅시다. 그 풍선을 코어근육이 사방에서 감싸고 있다고 생각하면 이해가 쉽습니다. 코어근육이 튼튼해서 탄성을 유지하며 안쪽의 풍선을 잘 잡아준다면, 풍선 내부의 압력이 높게 유지되면서 뒤쪽 척추와 아래쪽 골반도 흔들리지 않게 잡아줄 것입니다. 또한, 위쪽 폐와 흉부까지 아래에서 단단히 받쳐주겠지요. 그러면 허리와 등이 무너지지 않고 곧게 설 수 있을 것입니다.

반대로 풍선을 잡고 있던 코어근육이 약해져서 풍선의 압력이 떨어지면 우리 몸은 어떻게 될까요? 척추와 골반을 단단히 지지해주지 못하니 허리가 굽고, 흉부도 단단히 받쳐주지 못하니 등이 앞으로 기울면서 라운드숄더와 거북목이 될 것입니다. 거북목이 되면 목 뒤쪽 근육의 긴장이 올라가면서 통증이 생기고, 라운드숄더는 어깨 충돌 증후군 같은 질환으로 이어질 수 있습니다.

여기서 끝일까요? 그렇지 않습니다. 어깨가 아프면 우리는 팔을 쓸 때 팔꿈치나 손목, 손가락에 더 힘을 주게 됩니다. 그러면 결국 이런 부분에도 힘줄염이나 퇴행성 변화가 발생합니다.

이렇듯 코어가 무너지면 우리 몸 전체에 연쇄적으로 문제가 발생합니다. 그러니 아픈 부위 운동을 시작하기 전, 가장 먼저 해야 할 일은 튼튼한 코어를 만드는 것입니다. 그러면 어떤 운동을 하더라도 더 좋은 결과를 얻을 수 있고, 부분적인 통증이 아니라 몸 전체의 균형을 회복할 수 있습니다.

지금부터 소개할 3가지 코어 강화 운동은 누구나 쉽게 따라 할 수 있습니다. 하루 몇 분만 투자해도 자세와 통증이 놀랍도록 달라질 것입니다.

● **횡격막 호흡** Diaphragmatic Breathing

횡격막 호흡법은 횡격막을 강화하고, 전반적인 코어 안정성을 개선합니다.

① 편안하게 누워 한 손은 가슴 위에, 한 손은 배 위에 둡니다.
② 코로 천천히 깊게 숨을 들이마시며 배가 부풀어 오르는 것을 느낍니다.
③ 입으로 천천히 숨을 내쉬며 배가 가라앉는 것을 느낍니다.
④ 5~10분간 반복합니다.

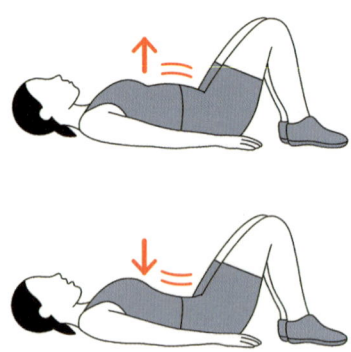

● **케겔 운동** Kegel Exercise

케겔 운동은 골반저근을 직접 강화하는 운동입니다.

① 편안하게 앉거나 누운 자세에서 시작합니다.

② 요도와 항문을 조이는 느낌으로 골반저근을 수축합니다.

③ 5~10초간 수축을 유지한 후 천천히 이완합니다.

④ 10~15회 반복하고, 하루 3세트 수행합니다.

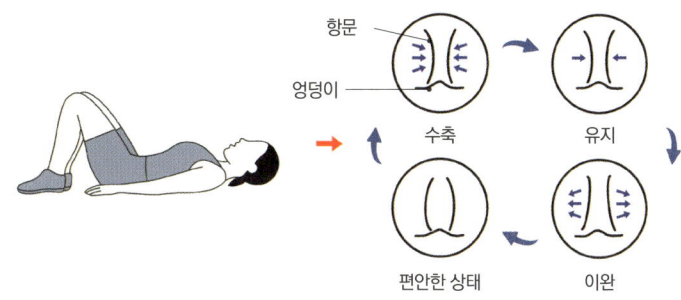

● **고양이-소 자세** Cat-Cow Stretch

이 요가 동작은 복횡근과 다열근을 동시에 강화하며, 척추의 유연성도 향상합니다.

① 손과 무릎을 바닥에 대고 네발 자세를 취합니다.
② 들숨과 함께 배를 바닥 쪽으로 내리고 고개를 들어 올립니다. (소 자세)
③ 날숨과 함께 등을 둥글게 말고 턱을 가슴 쪽으로 당깁니다. (고양이 자세)
④ 10~15회 천천히 반복합니다.

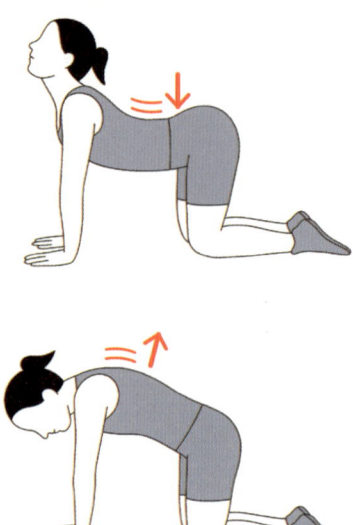

저는 거북목인가요, 일자목인가요?

어깨가 아프다고 느꼈는데, 막상 승모근이 아픈 것은 아닌가요? 또는 날개뼈 사이가 뻐근하거나, 두통이 자주 생기지는 않나요? 그렇다면 단순히 어깨 문제가 아니라 목(경추)에서 비롯된 통증일 가능성이 높습니다.

목 통증은 잘못된 자세나 오랜 생활 습관으로 생기는 경우가 많습니다. 특히 요즘에는 고개를 푹 숙인 상태로 오랜 시간 스마트폰을 보거나, 컴퓨터 모니터가 눈보다 낮아 고개를 앞으로 내밀고 장시간 앉아 있는 경우가 많지요. 이런 자세는 목 뒤 근육에 지속적인 긴장을 만들어 통증이나 디스크 자극을 일으킵니다.

"어떤 병원에서는 일자목이라고 하는데, 다른 병원에서는 거북목이래요. 저는 어떤 목인가요?"

많은 환자분이 궁금해하는 내용입니다. 사실 두 가지는 완전히 다른 문제이지만, 결국 '목의 정렬이 무너진 상태'라는 공통점이 있습니다. 다음 두 종류의 자세를 살펴 보겠습니다.

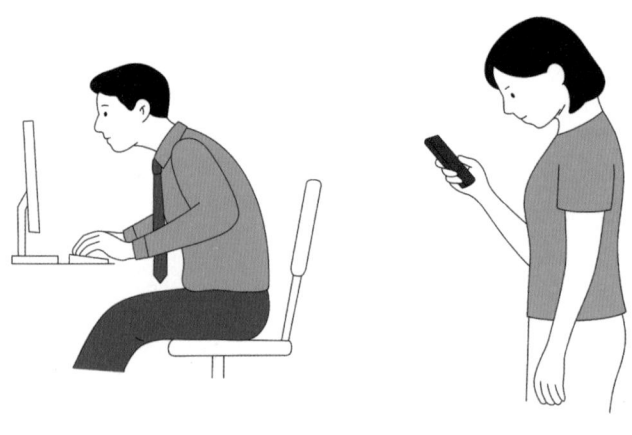

책상 앞에 앉아 컴퓨터를 하는 자세   **스마트폰을 보는 자세**

먼저 책상 앞에 앉아서 컴퓨터를 하는 자세를 보면, 목은 앞으로 내밀고, 턱은 조금 들고, 어깨는 앞으로 말려 있고, 등도 굽었습니다. 이 상태가 바로 '거북목'입니다. 즉, 목 자체의 문제라기보다는 등(흉추 후만)이 굽으면서 그에 따라 목이 앞으로 밀려나간 상태입니다. 그래서 거북목인 사람의 경추는 정상적인 C자 모양일 수도 있고 일직선일 수도 있지만, 핵심은 등이 굽어 있다는 점입니다.

반면 일자목은 서 있는 자세에서 목만 구부린 채 스마트폰을 오래

보는 분들에게서 흔히 나타납니다. 거북목보다 등은 덜 굽고, 턱도 들리지 않은 것이 특징입니다. 엑스레이 사진을 찍어보면 경추가 일자인데, 장기간 방치되면 디스크가 손상되며 역C자(앞으로 꺾인 형태)로 변형되기도 합니다.

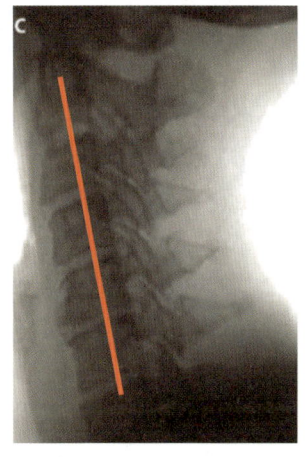 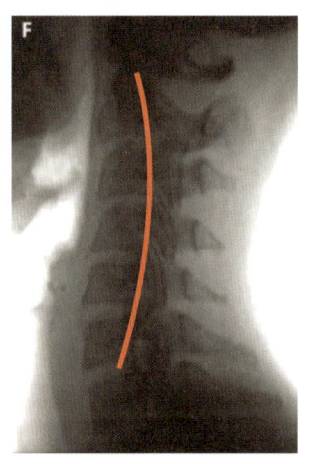

경추가 일자인 모습　　　　　　　경추가 역C자 모양으로 바뀐 모습

그렇다면 혹시 지금 내가 거북목인지, 일자목인지는 어떻게 확인할 수 있을까요? 물론 가장 정확한 방법은 병원에서 엑스레이를 찍고 확인을 받는 것입니다. 그러나 집에서 간단히 확인해 보는 방법도 있습니다. 다른 사람에게 부탁하거나 카메라의 타이머 기능을 이용해서 여러분이 편히 앉거나 서 있는 상태의 옆모습을 사진으로 찍어봅니다. 턱이 들렸고, 귓바퀴가 어깨보다 앞으로 나가 있고, 등이 굽었다

면 거북목일 확률이 높습니다. 그에 비해 턱이 들리지 않았고, 귓바퀴가 어깨선 상에 가깝고, 등이 덜 굽었다면 일자목일 확률이 높습니다.

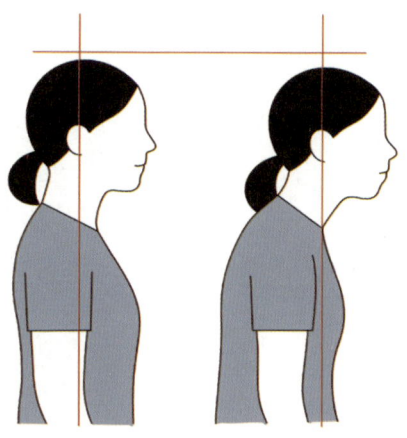

일반적인 상태(왼쪽)와 거북목(오른쪽)의 옆모습 차이

거북목과 일자목을 교정해야 하는 이유는 단순합니다. 목 모양이 몸 전체에 영향을 주기 때문입니다. 거북목은 목이 앞으로 나가 있으므로 목과 등 경계 부위의 근육과 인대에 과부하가 걸리고 그 주변에 만성적인 통증을 일으킬 수 있습니다. 또한, 등이 굽고 어깨가 안으로 말린 라운드숄더를 동반하기 때문에 또 다른 문제가 발생할 수 있습니다.

무엇보다 목의 정렬이 무너지면 흉추의 곡선도 함께 변합니다. 그에 따라 흉추 아래에 있는 허리, 골반까지 영향이 가기 때문에 꼭 치료해야 합니다.

앞서 말씀드린 것처럼 거북목과 일자목은 각각 발생 원인이 다르고 문제가 되는 부분도 다릅니다. 그래서 치료 방법도, 자세 교정을 위한 운동 방법도 조금씩 다릅니다.

거북목은 목이 앞으로 나와 있고, 턱은 들리고, 등은 굽은 자세입니다. 턱이 들리는 만큼 목 뒤쪽 근육이 항상 긴장된 상태입니다. 그래서 목 뒤쪽 근육을 충분히 풀어주는 것이 중요합니다. 또한 굽은 등을 펴주는 흉추 스트레칭이 반드시 함께 이루어져야 합니다.

일자목은 거북목과 정반대라고 생각하면 됩니다. 일자목은 구부러진 목 앞쪽 근육이 과도하게 긴장된 상태입니다. 그리고 목 뒤쪽, 목을 뒤로 젖히는 근육은 상대적으로 약해져 있는 상태입니다. 따라서 목 앞쪽 근육은 풀어주고, 목 뒤쪽 근육은 강화하는 것이 핵심 치료 원리입니다.

문제가 있는 자세에 따라 어떤 근육을 풀고, 어떤 근육을 강화해야 하는지 잘 살펴보기 바랍니다. 지금부터 실제로 도움이 되는 거북목·일자목 교정 스트레칭을 살펴보겠습니다.

거북목에 도움이 되는 스트레칭

● **상부승모근 스트레칭** Upper Trapezius Stretch

과도하게 긴장하고 짧아진 목과 어깨 주변의 상부승모근을 집중적으로 이완하여 뻣뻣함과 통증을 해소하는 데 도움을 줍니다.

① 바른 자세로 의자에 앉습니다. 왼손은 의자를 잡거나, 엉덩이로 깔고 앉아 반대쪽 어깨가 들리지 않게 합니다.

② 오른손을 머리 위로 넘겨 왼쪽 귀 주변을 부드럽게 감싸줍니다.

③ 숨을 내쉬며 고개를 오른쪽 어깨 쪽으로 지그시 당깁니다. 15~30초간 유지합니다.

④ 5회 반복 후, 반대쪽도 같은 방법으로 실시합니다.

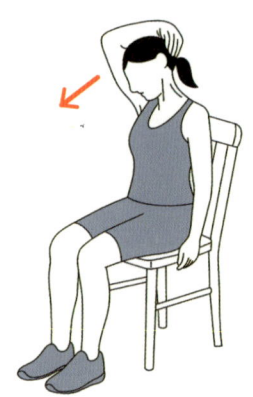

● 굽은 등 펴기 | Upper back wall stretch

거북목의 근본 원인인 굽은 등과 말린 어깨를 교정하고, 굳어 있는 등(흉추)의 움직임을 부드럽게 만들어주는 데 효과적인 운동입니다.

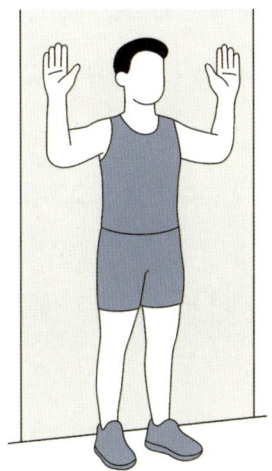 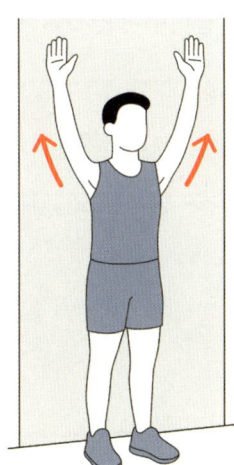

① 벽에 뒤통수, 등, 엉덩이를 붙이고 섭니다.
② 팔을 'ㄷ'자 모양으로 만들어, 손등과 팔꿈치가 벽에 닿도록 합니다.

주의 ※ 처음에는 손등이 벽에 닿지 않아도 괜찮습니다. 절대 무리하지 마세요.

③ 팔꿈치와 손등이 벽에서 떨어지지 않게 유지하며 천천히 팔을 위로 올렸다가 다시 'ㄷ'자로 내립니다.
④ 10회씩 3세트 반복합니다. 아침, 저녁으로 시행합니다.

일자목 스트레칭

● **목 앞쪽 근육 스트레칭** Anterior Neck Muscle Stretch

일자목으로 인해 짧아지고 뻣뻣해진 목 앞쪽 근육(흉쇄유돌근 등)을 충분히 늘려주어 경추의 자연스러운 C자 커브 회복을 돕습니다.

① 허리를 펴고 바르게 앉거나 선 자세에서 목을 뒤로 젖힙니다.
② 양손을 쇄골 아래에 교차로 올려 부드럽게 아래로 누릅니다.
③ 피부가 땅기는 느낌을 유지하며, 턱을 천천히 천장 쪽으로 들어 올립니다.
④ 목 앞쪽이 시원하게 늘어나는 것을 느끼며 15~30초간 자세를 유지합니다.
⑤ 3회 반복합니다.

주의 ※ 고개를 과도하게 젖히면 신경이 자극되어 통증이 발생할 수 있습니다. 통증이 없는 범위 내에서 시원함을 느낄 정도로만 수행합니다.

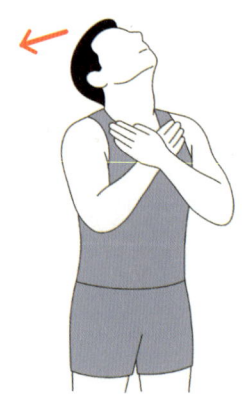

● 목 뒤쪽 근육 강화 운동 Isometric Neck Extension

　머리를 지지하고 경추가 C자 커브를 유지하는 데 필수인 심부 목 근육을 강화하여 목의 안정성을 높여줍니다.

① 밴드나 수건으로 머리 뒤통수를 받치고 양손으로 양 끝을 잡습니다.

② 머리에 천천히 힘을 실어 그대로 뒤로 젖힙니다.

③ 목을 뒤로 당긴 상태에서 5초 정도 버텼다가 다시 원래대로 돌아갑니다.

④ 10~15회씩 아침, 저녁으로 반복합니다.

　주의　※ 무리하지 말고, 목 뒤쪽 근육에 긴장감이 느껴지는 정도로만 합니다.

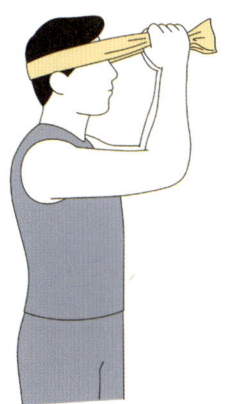 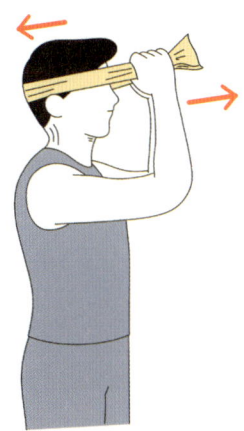

혹시 제가
목디스크일까요?

'목디스크'라고 하면 대부분 목 뒤의 통증, 팔 저림, 손 저림 같은 증상을 먼저 떠올립니다. 그런데 목디스크 증상은 어깨에 문제가 있을 때의 증상과 매우 비슷합니다. 실제로 어깨가 아프다고 병원에 찾아왔는데 알고 보니 목디스크에 문제가 있는 경우가 정말 많습니다. 특히 스마트폰이나 노트북을 장시간 사용하는 현대인에게는 이러한 증상이 더욱 흔하게 나타납니다. 잘못된 생활습관이 누적되기 때문에 본인은 단순한 피로나 근육통이라고 생각하기도 쉽습니다.

목디스크에 문제가 있으면 목, 어깻죽지, 승모근 부위까지 비교적 넓은 범위가 아프거나 불편합니다. 목을 돌릴 때 뻐근하면서 통증이 생기기도 하지요. 반면 어깨에 문제가 있는 경우에는 어깨를 돌릴 때 통증이 심하고, 팔을 움직이는 각도에 제한이 생기며, 통증과 불편함이 생기는 범위도 상대적으로 좁습니다. 이런 차이를 정확히 이해하면 스스로 증상을 구분하는 데 큰 도움이 됩니다.

목디스크에는 어떤 자세가 좋을까요? 아주 간단합니다. 허리 뒤에 손을 얹고, 하늘을 바라보는 자세입니다. 이렇게 경추의 전만이 만들어지면 디스크에 가해지는 압력이 줄고, 목 뒤쪽의 긴장된 근육도 이완됩니다. 이보다 목디스크에 더 좋은 자세는 없습니다. 단 몇 초만 유지해도 즉각적으로 목이 '펴지는' 느낌을 받을 수 있어 많은 분들이 쉽게 따라 할 수 있는 동작입니다.

여기서 주의할 점은 목만 젖히는 것이 아니라는 것입니다. 반드시 허리 뒤에 손을 얹고 목을 젖혀야 합니다. 허리에 손을 얹으면 안정적인 요추전만 자세가 되기 때문에 효과가 더욱 좋습니다.

그러니 종일 컴퓨터 앞에 앉아 있는 직장인, 책상 앞에서 공부하는 학생을 비롯해 목을 구부린 자세로 오랜 시간을 보내는 분들은 이 자세를 꼭 기억하고 평상시 생각날 때마다 꾸준히 해보기를 바랍니다. 하루에 몇 번이라도 반복해주면 목 주변 긴장이 빠르게 풀리고, 거북목이나 굽은 등을 방지하는 데도 도움이 됩니다.

다만, 이미 디스크가 심해 목을 뒤로 젖힐 때 팔 저림이 심해진다면 절대로 무리하지 말고, 불편하지 않은 범위 내에서만 따라 해야 합니다.

목디스크의 발생 원인은 크게 두 가지입니다. 첫째, 교통사고나 낙상 같은 외상으로 크게 다친 경우입니다. 둘째, 목을 구부린 자세로 오랜 시간을 보내는 경우입니다. 오래 목을 구부리는 게 왜 디스크에 손상을 주는 걸까요? 다음 그림을 보면 그 이유를 알 수 있습니다.

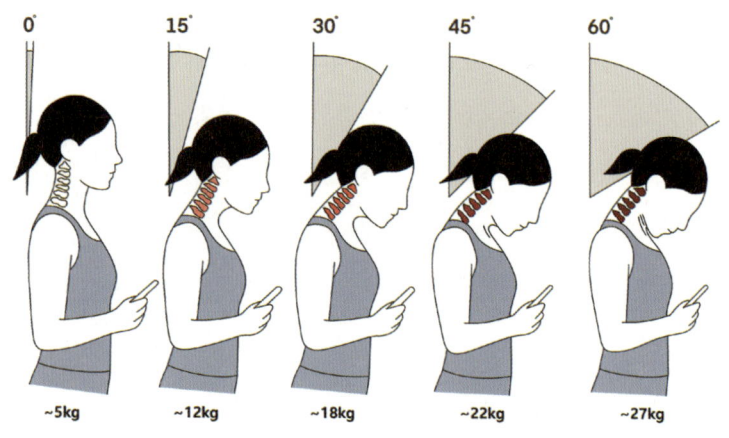

머리를 숙이는 각도에 따라 목에 가해지는 부하

사람 머리 무게는 대략 4~5㎏입니다. 이때 머리를 15도만 아래로 구부려도 10㎏이 넘는 압력이 디스크에 가해집니다. 구부리는 각도가 45도가 넘어가면 머리 무게의 5배인 20㎏이 넘는 무게가 목디스크를 자극하게 되지요. 즉, 목을 앞으로 숙일수록 디스크에 가해지는 압력이 점점 커지고, 이런 상태가 오래 지속되면 목디스크가 조금씩 닳게 됩니다. 일정 수준 이상으로 손상된 디스크에서는 찢어진 부위로 염증 물질이 새어 나오고, 이 물질이 디스크 뒤쪽의 신경을 자극해 통증과 저림 증상을 발생시킵니다.

목디스크의 증상은 팔로 뻗치면서 저리고 통증이 생기는 '방사통'과 목 뒤와 등의 통증으로 나타나는 '연관통'으로 나눌 수 있습니다.

방사통은 디스크에서 나온 염증 물질이 신경 뿌리를 자극해 팔로 뻗어 나가는 양상의 통증을 말합니다. 신경마다 자극을 받았을 때 증상을 일으키는 부위가 피부 분절로 어느 정도 알려져 있습니다. 다음 그림에 표시된 양상처럼 뻗치는 통증이 있다면 목디스크일 가능성이 큽니다.

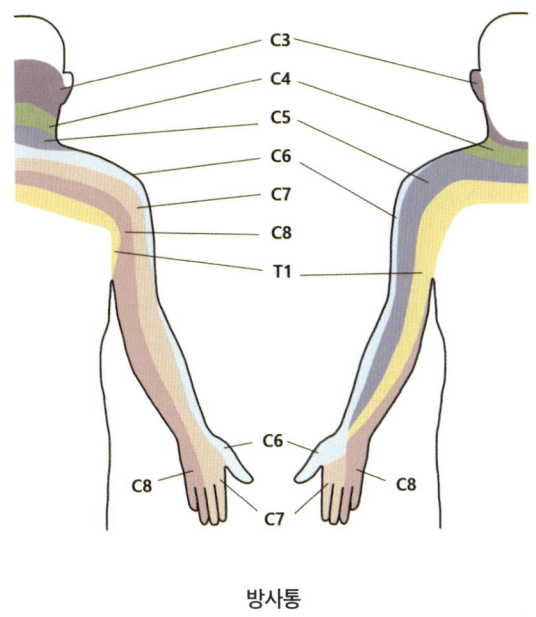

방사통

연관통은 여러 부위의 통증 신호가 척수에서 합쳐져 뇌로 전달되기 때문에 생깁니다. 목디스크가 있을 때는 목, 등, 어깨로 퍼지는 뻐근한 통증이나 피가 안 통하는 듯한 묵직한 느낌으로 나타납니다.

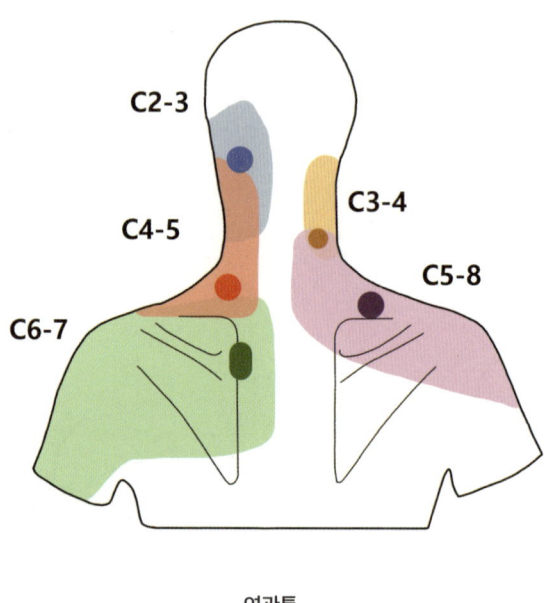

연관통

목디스크가 있을 때는 방사통과 연관통이 함께 나타날 수도 있고, 하나만 나타나기도 합니다. 이런 경우 약물 치료를 병행하고, 디스크 손상이 심해 통증이 너무 심하다면 주사 치료나 시술을 하고, 퇴행성 디스크가 심하면 수술을 하기도 합니다.

하지만 무엇보다 중요한 것은 바른 자세와 꾸준한 스트레칭으로 목디스크 문제를 예방하는 것입니다. 이제 목디스크에 도움이 되는 좋은 운동 방법을 알아보겠습니다.

- **경추 맥켄지 운동** Modified Cervical McKenzie Exercise

목뼈(경추)를 바르게 정렬하고 디스크에 가해지는 압력을 줄여서 목디스크 및 관련 통증 완화에 효과적인 운동입니다.

① 의자에 앉거나 서서 상체를 곧게 세우고, 허리를 편 상태로 유지합니다.

② 가슴을 열고, 양쪽 날개뼈가 서로 모이는 느낌을 받습니다. 이때 팔을 옆으로 살짝 벌리면 효과가 더욱 좋습니다.

③ 턱을 살짝 들며 고개를 천천히 뒤로 젖힙니다.

④ 3~5초간 자세를 유지한 뒤, 천천히 원래 자세로 돌아옵니다.

⑤ 10회 정도 반복합니다.

주의 ※ 동작을 하는 동안 허리를 구부리지 않고 편 상태를 유지해야 합니다.

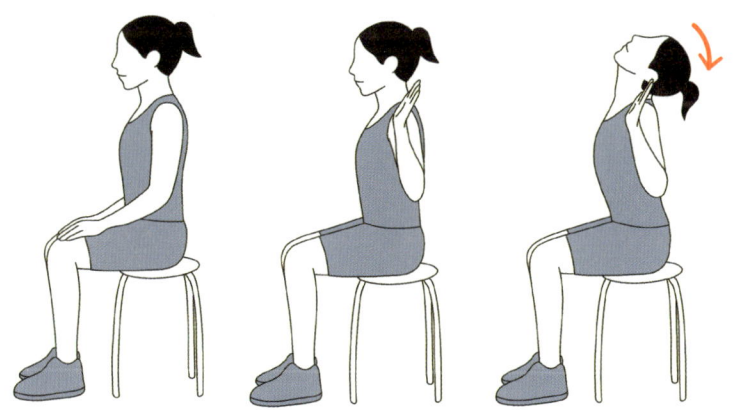

낫지 않는 두통이 목 때문이라고요?

뒷머리가 뻐근하고, 눈도 침침한 것 같은가요? 두통도 자주 있다고요? 혹시 두통약을 먹어도 큰 효과가 없다고 느끼나요?

진료를 하다 보면 목 뒤쪽의 통증과 두통을 함께 호소하는 분이 많습니다. 이런 분들의 공통된 특징은, 머리와 목이 만나는 경계선 부근, 뒤통수 아래 움푹 들어간 곳을 눌렀을 때 통증을 느낀다는 점입니다. 이런 증상이 생기는 이유는 바로 두판상근과 경판상근이 과도하게 긴장했기 때문입니다.

근육 이름이 생소하지요? 두판상근과 경판상근은 목뼈와 등뼈에서 시작해 머리 뒤쪽과 목 옆으로 붙는 근육입니다. 두 근육 모두 목을 뒤로 젖히거나 회전할 때 사용합니다.

그 아래와 옆으로는 대후두신경과 소후두신경이 지나갑니다. 이 신경들은 두판상근을 통과해 뒷머리 쪽으로 올라가 머리 뒤·옆 부위를 지배합니다.

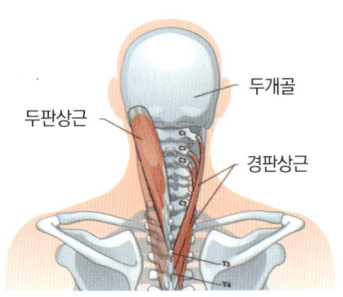

두판상근과 경판상근

고개를 푹 숙인 채 잠을 자거나, 장시간 고개를 숙인 자세로 앉아 있으면 두판상근과 경판상근이 과도하게 긴장합니다. 그러면 두 근육 아래로 지나가는 신경들이 압박을 받아 신경이 지나가는 방향에 따라 통증이 퍼지게 되는 것입니다. 결과적으로, 목 뒤쪽이 아프고 두통까지 동반됩니다.

그래서 목 뒤쪽 통증과 두통이 심할 때는 이 근육 부위에 주사나 물리치료 같은 외부 자극을 주어 증상을 완화하기도 합니다. 하지만 무엇보다도 중요한 것은 스스로 꾸준히 할 수 있는 스트레칭과 마사지입니다.

다음은 두판상근과 경판상근을 풀어주는 마사지 방법입니다. 만성적인 두통과 목 통증으로 고생한다면 꼭 따라 해보기를 바랍니다.

• **두판상근, 경판상근 마사지** Splenius Muscle Massage 1

고개를 숙일 때 많이 사용되어 쉽게 뭉치는 목 뒤쪽 근육(두판상근, 경판상근)을 풀어주어 뻐근함과 관련 두통을 완화합니다.

① 목 뒤 가장 튀어나온 부위(경추 7번의 극돌기) 양옆에 엄지손가락을 올립니다.
② 한 부위씩 3~5회 원을 그리며 부드럽게 마사지하면서 위쪽으로 올라갑니다.
③ 뒤통수 바로 아래 양옆의 움푹 들어간 부분까지 마사지합니다.

tip 한 손으로 반대쪽 목을 마사지하면 더 깊고 안정적인 자극을 줄 수 있습니다.

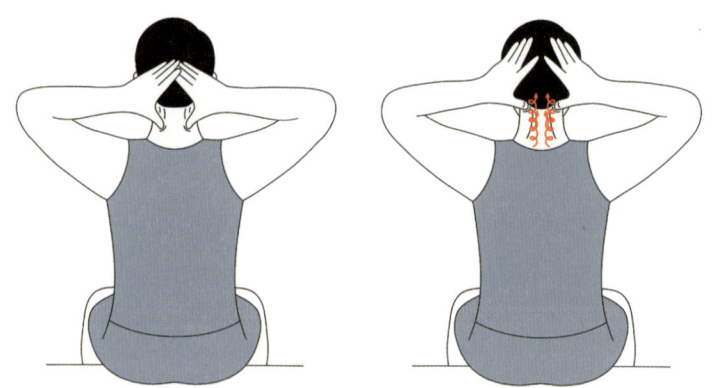

• **손가락 마디를 이용한 마사지** Splenius Muscle Massage 2

① 주먹을 쥐고 손가락 가까운 마디 부분을 이용해 근육을 좌우(가로) 방향으로 부드럽게 문질러 줍니다.

② 아래쪽에서 위쪽으로 올라가며 각 부위에 5회씩 반복합니다.

tip 양쪽을 동시에 하기 어렵다면 한쪽씩 나누어 해도 충분히 효과적입니다.

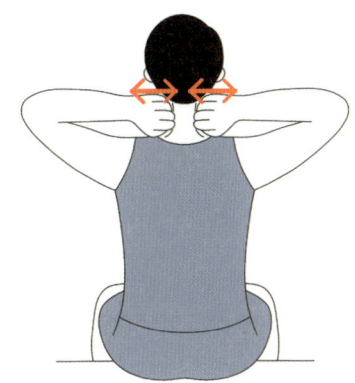

제 허리는
왜 아픈 걸까요?

    정형외과에 방문하는 환자가 가장 많이 통증을 호소하는 부위는 바로 허리입니다. 허리는 걷거나 눕는 등 일상생활 모든 순간에 우리 몸을 지탱해주는 기둥 같은 부위입니다. 이렇게 허리 통증으로 내원하는 환자 중 상당수는 이미 다른 병원에서 디스크 손상 또는 협착증이라는 진단을 받고 치료를 받은 경험이 있다고 말합니다.

    일반적으로 통증이 심한 분들은 척추에 퇴행성 변화가 많이 생긴 상태입니다. 하지만 의외로 엑스레이에서는 큰 이상이 보이지 않는 데도 계속 통증을 호소하는 경우가 있고, 반대로 영상에서는 퇴행이 심해 보이지만 실제 불편감은 크지 않은 분들도 있습니다. 최근 연구에 따르면 전체 환자의 약 20%만이 엑스레이, CT, MRI 같은 영상 검사 결과와 실제 증상이 일치했다고 합니다. 즉, 퇴행성 변화와 통증이 관련 없는 경우도 많다는 뜻입니다.

    그렇다면 퇴행성 변화가 심하지도 않은데 허리 통증이 발생하는 원인은 도대체 무엇일까요? 바로 속근육과 겉근육의 불균형 때문입니다.

 속근육은 몸을 움직일 때 우리 몸의 중심을 잡아 안정시켜주는 역할을 하고, 겉근육은 무거운 물건을 들거나 크게 움직일 때 힘을 내는 역할을 합니다. 만약 속근육이 너무 약해져 있어 척추를 제대로 지지하지 못하는 상태에서 무거운 물건을 들거나 큰 힘을 쓰는 등 겉근육을 과도하게 사용한다면, 척추와 디스크에 과한 부담이 쌓이면서 손상이 생길 것입니다. 그리고 이런 행동이 반복되면 결국 디스크에 손상이 발생하여 신경을 자극해 통증과 퇴행성 변화가 찾아올 것입니다.

 반대로 속근육은 튼튼한데 겉근육이 약하면 어떨까요? 중심은 잘 잡아줄 수 있지만 큰 움직임이 필요하거나 물건을 들 때 발생하는 힘이 곧바로 디스크에 전달되어 역시 디스크에 손상과 통증을 일으키게 됩니다. 이렇듯 속근육과 겉근육의 균형이 허리 건강의 핵심입니다.

 허리에 통증이 있다면 다음 3단계 운동 방법을 기억하기 바랍니다. 1단계는 스트레칭, 2단계는 안정화 운동, 3단계는 강화 운동입니다. 허리 통증은 대부분 잘못된 자세, 근육의 불균형, 척추가 받는 과도한 압력으로 발생합니다. 이 요인들은 그 자체로도 허리에 통증을 일으킬 수 있지만, 허리 주변 근육이 경직되거나 약해지면 통증이 더 심해집니다. 그래서 허리 통증이 있을 때는 반드시 스트레칭을 먼저 해야 합니다.

 통증이 발생하면 우리 몸은 주변 근육을 반사적으로 긴장시키면서 척추를 보호하려는 경향이 있습니다. 일시적이라면 문제가 되지 않겠지만, 계속 잘못된 자세를 취하거나 무리하게 힘을 사용한다면 허리 주변 근육의 긴장이 계속 유지됩니다. 그 결과 혈류가 감소하고 조직의 회복이 방해되며 허리 통증이 악화할 수 있습니다. 이럴 때 스트레칭은 근육 긴장을 풀고 이완시키는 데 매우 효과적입니다.

경직된 근육과 인대는 허리의 정상적인 움직임을 제한하면서 추가적인 스트레스를 유발합니다. 스트레칭은 이러한 조직의 유연성을 회복시켜서 척추와 허리의 움직이는 범위를 넓혀주고 통증을 완화합니다. 마지막으로 스트레칭을 하는 것 자체가 근육과 인대 주변의 혈류를 증가시켜 산소와 영양소 공급을 원활히 하고, 노폐물 제거를 도와 염증을 줄이며 회복 속도를 높입니다.

다음은 허리 통증이 있을 때 또는 허리 통증을 예방하기 위해 꼭 해야 하는 스트레칭 3가지입니다. 꾸준히 따라 하시면 통증 완화뿐 아니라 재발 예방에도 큰 도움이 됩니다. 운동할 때 가장 중요한 점은 절대로 무리하지 않는 범위 내에서 진행하고, 운동 중 통증이 있다면 즉시 중단하고 병원에서 진료를 받아야 한다는 것입니다. "내 몸의 신호를 무시하지 않는 것", 그것이 가장 좋은 치료의 시작입니다.

● **앞복근 스트레칭** Lumbar Extension Stretch/Cobra stretch

온종일 앉은 자세, 몸을 숙이는 자세로 인해 뻣뻣해진 허리를 부드럽게 펴주고, 복부 근육을 이완시켜 허리의 압력을 줄여주는 효과가 있습니다.

① 배를 바닥에 대고 엎드려, 손을 가슴 옆이나 어깨 아래에 둡니다. 다리는 편안하게 뻗습니다.

② 숨을 내쉬며 손바닥으로 바닥을 밀어내 상체를 천천히 들어 올립니다. 시선은 정면을 향합니다.

③ 골반이 바닥에서 뜨지 않는 범위까지만 올라와, 허리가 시원하게 펴지는 것을 느끼며 15~30초간 유지합니다.

④ 천천히 시작 자세로 돌아옵니다. 3~5회 반복합니다.

tip 첫 번째 그림의 동작이 익숙해지거나 쉬워지면 두 번째 그림처럼 강도를 조금 더 높여도 좋습니다. 손바닥을 몸 쪽으로 살짝 끌어당긴 뒤 상체를 최대한 들어 올려, 팔과 몸통이 가능한 한 직각이 되게 합니다.

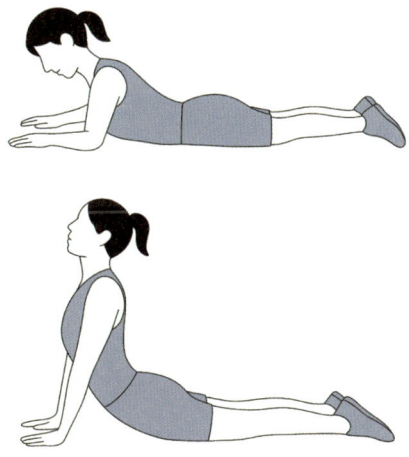

• 누워서 다리 교차하기 Supine Toe Taps

허리에 부담을 주지 않으면서 복부 심부 근육을 강화하고, 팔다리를 움직이는 동안 코어를 안정적으로 유지하는 능력을 길러줍니다.

① 등을 대고 편안하게 누워 무릎을 90도로 구부려 다리를 들어 올립니다. (테이블 탑 자세)

② '횡격막 호흡'처럼 복부에 힘을 주어 허리가 바닥에서 뜨지 않도록 합니다.

③ 복부의 긴장을 유지한 채, 한쪽 발끝이 바닥에 가볍게 닿도록 천천히 내립니다. 이때 반대쪽 다리는 시작 자세를 유지하도록 고정하는 것이 중요합니다.

④ 천천히 다리를 올려 시작 자세로 되돌아온 후, 반대쪽 다리로 동작을 반복합니다.

⑤ 양쪽을 번갈아 가며 10~15회씩 반복합니다.

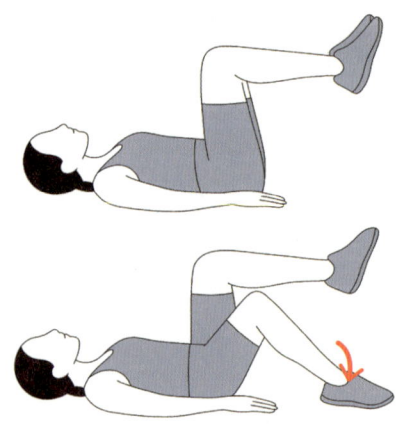

● **회전근 스트레칭** Supine Spinal Twist

허리 주변의 깊은 근육과 엉덩이 근육을 효과적으로 스트레칭하여, 허리의 긴장과 뻐근함을 해소하는 데 매우 효과적입니다.

① 등을 대고 누워 양팔을 옆으로 편하게 벌립니다.

② 오른쪽 무릎을 가슴 쪽으로 당겨온 뒤, 왼손으로 오른쪽 무릎 바깥쪽을 잡습니다.

③ 숨을 내쉬며 오른쪽 무릎을 몸통을 가로질러 왼쪽 바닥으로 천천히 넘깁니다. 이때 시선은 오른쪽 손끝을 바라봅니다.

④ 오른쪽 어깨가 바닥에서 뜨지 않도록 유지하며, 30초간 깊게 호흡합니다.

⑤ 제자리로 돌아와 반대쪽도 동일하게 실시합니다. 좌우 번갈아 3~5회 반복합니다.

tip 어깨가 바닥에서 너무 들리지 않도록 주의하세요.

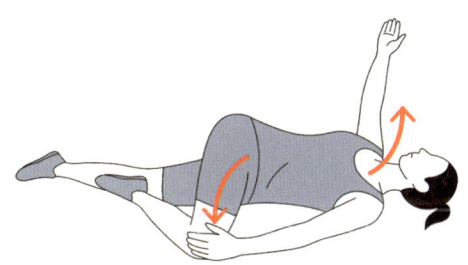

허리디스크는
어떻게 관리해야 할까요?

많은 사람이 허리가 아프면 '허리디스크'를 가장 먼저 떠올립니다. 허리디스크의 정확한 병명은 '요추 추간판 탈출증'입니다. 디스크는 척추뼈 사이를 섬유연골관절로 이어주는 탄력 있는 받침 구조물로, 척추뼈가 서로 부딪치지 않도록 쿠션 역할을 합니다. 그런데 이 디스크가 손상되어 염증 물질을 분비하거나 디스크가 돌출되어 신경을 자극하고 압박하면 통증이 발생합니다. 또한 방사통, 즉 다리 쪽에 저리거나 당기는 증상이 나타날 수도 있습니다.

디스크 손상으로 인한 통증은 일반적으로 약물이나 주사 치료로 염증을 줄입니다. 하지만 당장의 통증 완화보다 더 중요한 것은, 디스크 손상의 근본적인 원인을 찾아 개선하는 일입니다. 디스크에 자극이 가는 동작을 할 때, 그 주변 조직이 충분히 강하게 디스크를 지지해준다면 디스크로 전달되는 외력과 압력을 줄여 추가 손상을 예방할 수 있습니다.

즉, 통증이 있을 때는 염증을 줄이는 치료를 병행하되, 재발을 막으려면 디스크 주변 조직을 강화해야 근본적인 치료가 되는 것입니다. 그렇다면 디스크를 지지해주는 주변 조직은 무엇일까요? 바로 코어와 속근육입니다. 여러 연구에 따르면 척추 주변의 속근육 강화는 디스크로 인한 통증 재발을 줄이고 기능적 회복을 촉진하는 데 효과적이라고 합니다. 다음은 허리디스크를 보호하는 데 도움이 되는 속근육 강화 운동 3가지입니다.

● **드로잉인 운동** Abdominal Drawing-In

주로 복부의 가장 깊은 근육인 복횡근을 활성화하는 운동입니다. 복부 심부 근육을 강화하여 허리와 골반을 안정화합니다.

① 바닥에 등을 대고 누워 무릎을 세웁니다.
② 배꼽을 등 쪽으로 끌어당긴다는 느낌으로 복부를 수축합니다.
③ 허리가 바닥에서 뜨지 않도록 주의하며, 5~10초간 자세를 유지합니다.
④ 10회 반복합니다.

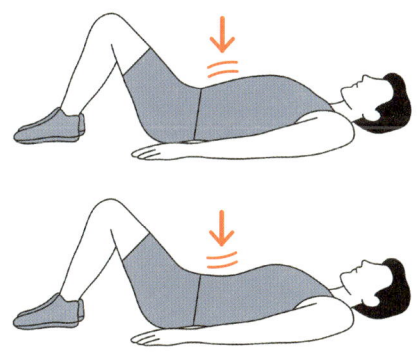

- **브릿지 운동** Bridge Exercise

허리와 골반을 지지하는 엉덩이 근육(둔근)과 심부 근육을 강화하는 데 효과적입니다.

① 바닥에 등을 대고 누워 무릎을 굽혀 발바닥을 바닥에 댑니다.
② 엉덩이를 천천히 들어 올려 어깨부터 무릎까지 일직선이 되도록 만듭니다.
③ 2~3초간 자세를 유지한 후 천천히 내려옵니다.
④ 10~15회 반복합니다.

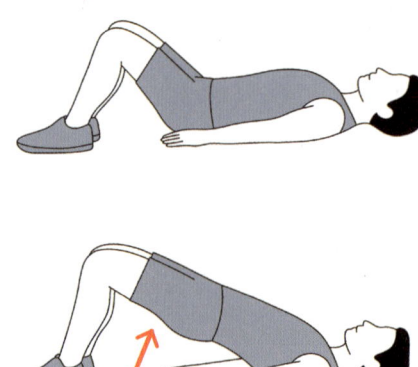

- **버드독 운동** Bird Dog Exercise

척추를 안정화하고, 몸의 균형과 심부 근육을 강화하는 데 효과적입니다.

① 네발 기기 자세에서 시작합니다.

② 오른팔과 왼쪽 다리를 동시에 들어 올려 몸통이 흔들리지 않게 직선을 유지합니다.

③ 5초간 자세를 유지한 뒤 천천히 원위치로 돌아옵니다.

④ 반대쪽도 동일하게 반복하며, 좌우 각각 10회씩 진행합니다.

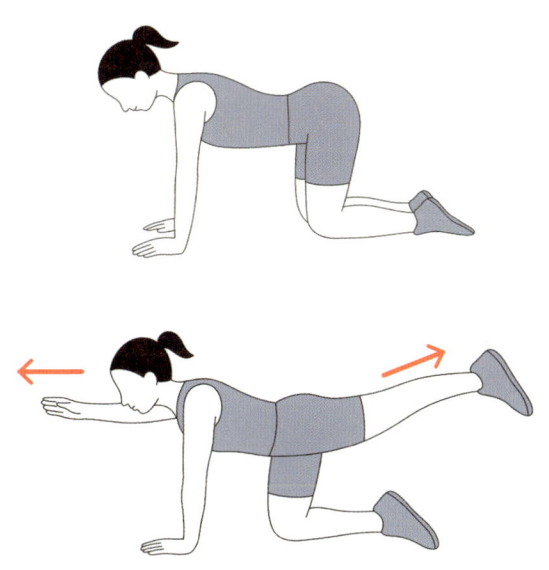

허리 통증,
재발 없이 살 수 있을까요?

　한 번이라도 허리 통증을 겪어본 분들은 '다시 아프면 어쩌나' 하며 늘 걱정합니다. 그만큼 허리 통증은 쉽게 낫지 않고, 한 번 찾아오면 일상생활을 불편하게 만들기 때문입니다. 허리 통증은 장시간 앉아 있는 생활 습관, 잘못된 자세, 그리고 척추를 지탱하는 근육의 약화 등 다양한 원인으로 발생합니다. 그중에서도 특히 척추 주변의 겉근육이 약해졌을 때, 허리 통증의 발생률과 재발률이 급격히 증가합니다.

　갑작스러운 통증이 생겼을 때는 허리 주변 근육과 디스크를 자극하지 않도록 충분한 휴식을 취하면서 필요하다면 약물이나 주사 치료를 적극적으로 받는 것이 좋습니다. 일차적인 조치로 통증이 완화되었다면, 그때부터는 통증이 재발하지 않도록 근본적인 관리가 필요합니다. 앞서 살펴본 코어와 속근육 운동은 기본이고, 겉근육 운동도 반드시 함께해야 합니다.

겉근육은 허리의 가장 표면에 있는 근육입니다. 큰 힘을 내거나 허리를 움직일 때 주로 사용됩니다. 대표적인 겉근육으로 척추기립근, 광배근, 복직근 등이 있습니다. 척추기립근은 허리를 곧게 펴고 자세를 안정시켜 체중 이동 시 척추에 가해지는 힘을 분산시킵니다. 광배근은 허리와 상체를 연결하며, 상체의 움직임과 허리 안정성에 기여합니다. 복직근은 복부를 보호하고, 허리의 과도한 움직임을 방지합니다. 이러한 겉근육을 속근육과 함께 강화하면 허리에 가해지는 부담을 줄이고, 척추를 지지하는 능력이 크게 향상됩니다.

2018년, 허리 통증이 있는 환자들을 대상으로 12주 동안 겉근육 강화 운동 프로그램을 진행한 임상 연구가 있었습니다. 그 결과 허리 통증 강도는 평균 45% 감소했으며, 재발률도 30% 이상 줄어든 것으로 나타났습니다. 이 연구에서는 특히 겉근육 강화 운동이 단순히 근력을 키우는 것에 그치지 않고 척추 주변 근육의 기능을 개선해 무거운 물건을 들어 올리거나, 오래 앉아 있는 등 일상 속 손상을 방지하는 데 효과적이라고 보고했습니다.

지금부터 허리가 아프지 않도록 돕는 겉근육 강화 운동을 소개합니다.

● 슈퍼맨 운동 Superman Exercise

척추를 곧게 세우는 척추기립근을 포함해 등 전체와 엉덩이 근육을 강화하여, 허리의 힘과 지구력을 길러줍니다.

① 바닥에 엎드린 자세로 누워 손과 발을 쭉 뻗습니다.
② 동시에 팔과 다리를 바닥에서 들어 올리며 몸을 활 모양으로 만듭니다.
③ 2~3초간 자세를 유지한 뒤 천천히 원위치로 돌아옵니다.
④ 10~15회 반복합니다.

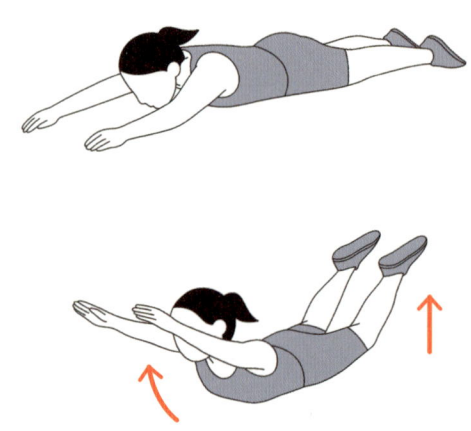

● 플랭크 Plank

복직근, 광배근, 척추기립근을 강화하며, 척추를 안정적으로 지탱할 수 있도록 도와줍니다.

① 팔꿈치를 바닥에 대고, 몸을 곧게 펴며 발끝으로 체중을 지탱합니다.
② 머리부터 발끝까지 일직선을 유지하며 복부와 허리 근육에 긴장을 줍니다.
③ 20~30초간 자세를 유지하고, 익숙해지면 시간을 점차 늘립니다.

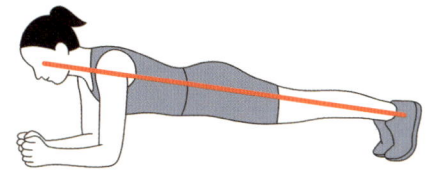

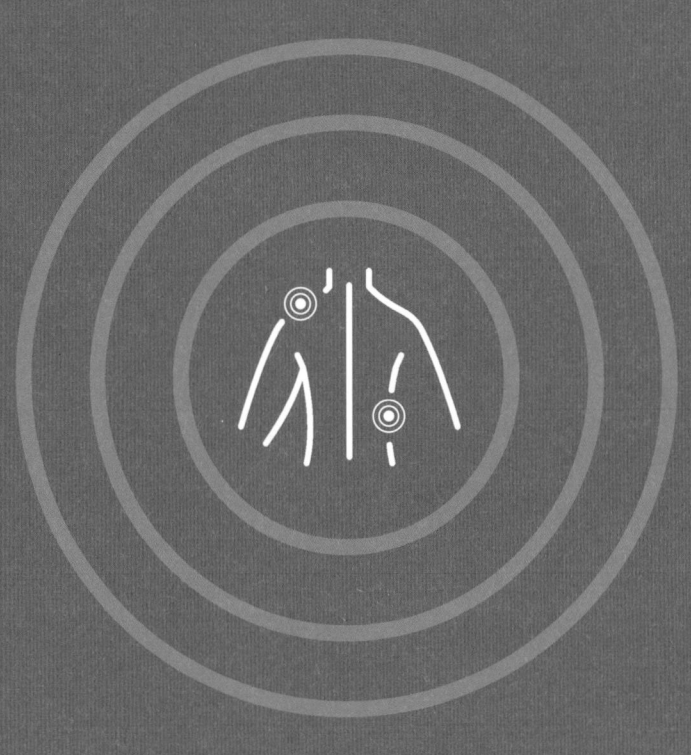

5장

매일 쓰는 관절이 자주 아픈 이유

어깨가 왜
자꾸 결릴까요?

"회전근개 파열이라고 진단받아서 열심히 치료도 받고 무리하지 않고 쉬고 있는데… 낫지도 않고 어깨는 더 굳는 것 같아요."

진료실에서 하루에도 여러 번 듣는 말입니다. 많은 분이 '지금 내 상황이잖아!' 하고 공감할 것 같습니다. 그만큼 어깨 통증은 많은 사람을 괴롭히는 고질적인 문제입니다. 그렇다면 어깨 통증에서 회복하려면 가장 중요한 것은 무엇일까요? 저는 관절이 움직일 수 있는 각도를 회복하는 것이라고 생각합니다.

어깨는 우리 몸에서 가장 큰 각도를 움직일 수 있는 관절입니다. 손을 마음대로 움직여 다양한 범위에 닿도록 돕는 어깨는 움직일 수 있는 범위가 큰 대신 구조가 불안정해서 손상되기도 쉽습니다.

그래서 병원에는 어깨 통증으로 내원하는 환자분이 참 많습니다. 어깨 관절에 통증이 생기면 자연스럽게 어깨를 덜 쓰게 되고, 그 결과 움직임의 범위가 줄고 그렇게 계속 관절을 사용하지 않다 보면 관절이 점점 굳게 됩니다. 관절이 굳은 상태에서 억지로 움직이면 회전근개나 주변 근육에 과부하가 걸려 손상이 생기고, 이 과정이 반복되면서 통증이 더욱 악화됩니다.

또한, 아프다 보니 자세도 구부정하게 바뀌는 라운드숄더가 되어 목 뒤, 승모근까지 통증이 퍼져나가기도 합니다. 이러면 어깨 통증은 더욱 심해지고 목, 등, 나아가 허리까지 통증이 이어집니다.

결국, '어깨 문제 발생 ➡ 통증 ➡ 관절 굳음 ➡ 주변 근육 과부하 및 손상 ➡ 나쁜 자세 ➡ 악화' 순서로 나쁜 사이클이 계속 반복되는 것입니다. 이런 악순환을 끊으려면 무엇보다 관절의 움직임을 되찾는 스트레칭이 필요합니다.

예를 들어, 팔을 옆으로 들거나 뒤로 뻗을 때 어깨가 굳은 상태에서는 통증 때문에 대신 승모근 같은 보조근을 과하게 사용합니다. 하지만 스트레칭으로 관절 각도가 회복되면 같은 동작을 할 때도 보조근 대신 본래 써야 할 근육이 제대로 작동하게 되어 통증이 줄고 어깨 움직임이 훨씬 부드러워집니다.

물론 스트레칭만으로 모든 어깨 통증이 해결되는 것은 아닙니다. '풀어주고(스트레칭) ➡ 잡아주고(안정화) ➡ 강하게 만드는(강화)' 3단계 스트레칭으로 관절 각도가 좋아졌다면, 그다음 단계는 회전근개를 강화해 어깨를 안정화하는 것입니다.

회전근개와 삼각근의 관계를 설명할 때 자주 쓰는 개념이 바로 '짝힘 관계(Force couple)'입니다. 팔을 들 때 삼각근은 팔을 위로 올리는

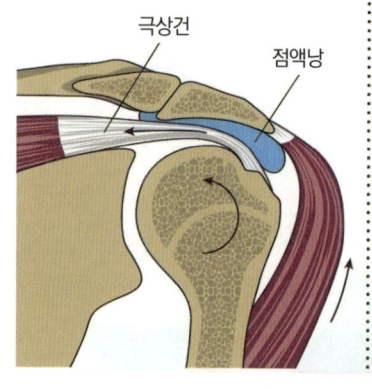
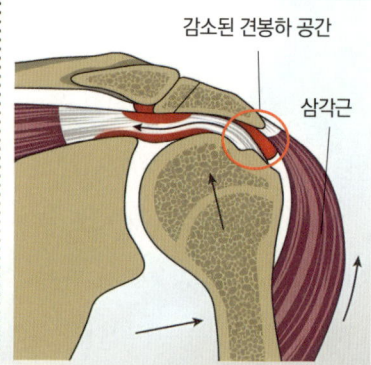

정상 어깨   충돌증후군

큰 힘을 냅니다. 이 과정에서 회전근개는 상완골 머리 부분을 관절 안쪽으로 잡아당겨서 팔이 손쉽게 올라가도록 하는 역할을 합니다.

그런데 회전근개가 약해지면, 삼각근의 힘에 의해 상완골 머리가 위쪽으로 밀려 올라가며 회전근개와 부딪히게 됩니다. 이 과정에서 생기는 염증이 바로 충돌증후군 또는 점액낭염입니다. 이 충돌이 반복되면 결국 회전근개 파열로 이어질 수도 있습니다. 즉, 관절의 각도가 정상이라도 삼각근과 회전근개의 힘 균형이 맞지 않으면 통증이 지속될 수 있다는 뜻입니다.

이어서 아픈 어깨를 다시 자유롭게 움직이기 위해 스트레칭으로 풀고, 회전근개를 강화하고, 주변 근육을 바로 세우는 실질적인 방법을 단계별로 알려드리겠습니다.

수건과 테니스공으로 간단히 푸는 어깨 결림

"컴퓨터 작업을 오래 하다 보면 어깨가 뻐근하고 목도 아파요. 두통까지 생겨요."

이런 경험이 있다면 여러분은 어깨 결림의 전형적인 증상을 겪고 있는 것입니다.

어깨 결림, 뻣뻣함 같은 어깨 주변 부위의 통증은 허리 통증과 함께 정형외과에 많이 오는 이유 중 하나입니다. 미국정형외과학회(AAOS)에 따르면, 성인의 약 70% 정도가 일생 한 번 이상 어깨 통증을 경험한다고 합니다. 그만큼 흔하지만, 일이나 일상생활을 크게 방해하는 문제입니다.

어깨 결림의 원인은 다양하지만 주로 같은 동작을 반복하거나 오랜 시간 같은 자세를 유지하면서 근육이 지속적인 긴장 상태에 놓여 발생합니다. 그리고 컴퓨터 작업이나 스마트폰을 볼 때 구부정한 자세, 흔히 라운드숄더라고 하는 자세도 어깨에 무리를 주고 통증을 일으킬 수 있습니다. 이럴 때는 생활 속 작은 습관 변화가 큰 도움이 됩니다. 컴퓨터를 할 때 주기적으로 어깨와 목을 풀어주는 스트레칭을 하고, 가벼운 운동을 병행하면 통증 완화에 효과적입니다.

● **수건을 이용한 어깨 스트레칭** Towel Shoulder Stretch

수건의 장력을 이용해 굳은 어깨 관절의 가동 범위를 부드럽게 늘려주며, 만성적인 어깨 결림과 뻣뻣함을 해소하는 데 효과적입니다.

① 편안하게 서거나 앉은 자세에서 수건의 양 끝을 어깨너비보다 넓게 잡습니다.

② 숨을 들이마시며, 팔꿈치를 편 상태로 수건을 머리 위로 천천히 들어 올립니다.

③ 숨을 내쉬며, 가능한 범위까지 등 뒤로 부드럽게 넘깁니다. 다시 천천히 앞으로 돌아옵니다.

④ 어깨 주변 근육이 시원하게 늘어나는 것을 느끼며, 10회 반복합니다.

주의 ※ 통증이 느껴진다면 절대 무리하지 말고, 수건을 더 넓게 잡거나 움직이는 범위를 줄이세요.

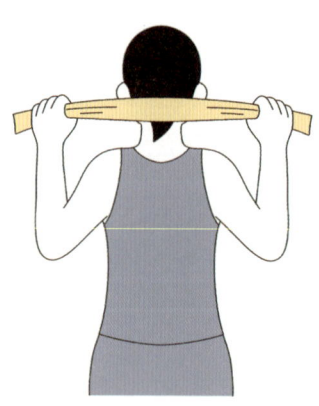 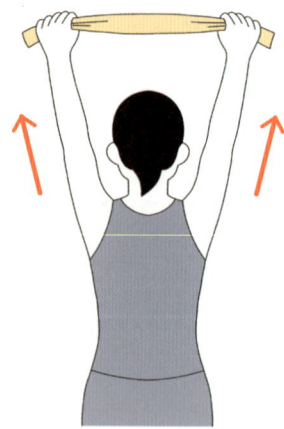

● **테니스공을 이용한 압통점 풀어주기** Tennis Ball Trigger Point Release

테니스공은 크기가 적당하고 단단해서 손이 닿지 않는 등과 어깨 주변의 깊숙이 뭉친 근육(압통점)을 효과적으로 찾아내고 이완시켜, 어깨 주변 근육의 뭉침으로 인한 통증을 완화해 줄 수 있습니다.

① 벽이나 바닥과 어깨 사이에 테니스공을 놓습니다.
② 체중을 살짝 실어 상하좌우로 움직이며 뭉친 부위를 찾습니다.
③ 통증이 느껴지는 지점을 지그시 눌러줍니다.

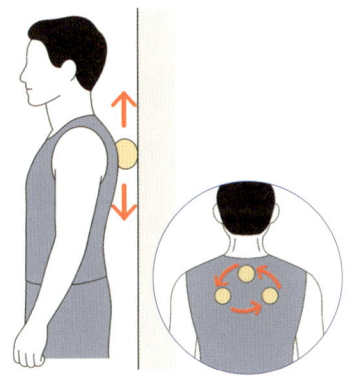

어깨충돌증후군 예방하기

어깨충돌증후군은 어깨 관절 내부의 구조물들이 서로 압박되어 발생하며, 특히 회전근개 건염이나 나아가 회전근개 파열로 이어질 수 있기 때문에 통증이 지속된다면 반드시 꾸준한 운동이 필요합니다.

충돌증후군이라는 개념은 1972년 니어 박사가 처음 제안한 이후에 그동안 여러 연구와 임상 결과를 통해 발전해왔습니다. 최근의 연구들에 따르면 이런 어깨충돌증후군을 효과적으로 관리하기 위해서는 크게 두 가지 접근법이 필요합니다. 첫 번째는 어깨 관절의 가동성을 키워주는 것, 두 번째는 어깨 주변 근육, 특히 회전근개의 근력을 강화하는 것입니다.

어깨 관절이 굳지 않도록 가동성을 유지해야 하는 이유는 분명합니다. 어깨충돌증후군 때문에 통증이 발생해 어깨 관절의 움직임이 제한되면, 관절 내부 구조물들 사이의 공간이 점점 좁아지고, 시간이 지나면서 점점 더 심한 충돌이 발생할 수 있습니다. 따라서 스트레칭으로 관절 각도를 회복하고 유지하는 것이 매우 중요합니다. 관절 각도가 향상되면 좁아진 공간이 넓어져 충돌이 줄어들고, 정상적인 움직임이 돌아오면서 통증도 완화됩니다.

어깨 주변 근육, 특히 회전근개의 근력을 강화해야 하는 이유는 앞서 설명한 짝힘의 균형을 회복하기 위해서입니다. 회전근개는 어깨 관절의 안정성을 유지하는 핵심 근육군입니다. 이 근육이 약해지면 상완골두가 위로 올라가 충돌을 악화시킬 수 있고 오랜 시간이 지나면 회전근개의 건염, 파열로 이어질 수 있습니다. 따라서 회전근개를 강화해서 관절의 안정성을 높이고 충돌과 통증을 예방하는 것이 매우 중요합니다.

● **세라 밴드를 이용한 회전근개 강화 운동** Theraband External Rotation

어깨 관절을 움직이고 안정화해주는 역할을 하는 회전근개 근육을 강화하여 어깨의 안정성을 높이고 충돌증후군을 예방합니다.

⑴ 후면 근육 운동법

① 벽이나 고정 가능한 곳에 세라 밴드를 걸거나 묶고, 마주 본 상태에서 세라 밴드를 잡습니다.
② 팔꿈치를 90도로 구부려 옆구리에 붙입니다.
③ 세라 밴드를 45도 정도 각도로 당긴 후 5초간 유지하고 서서히 놓습니다.
④ 10회 반복합니다.

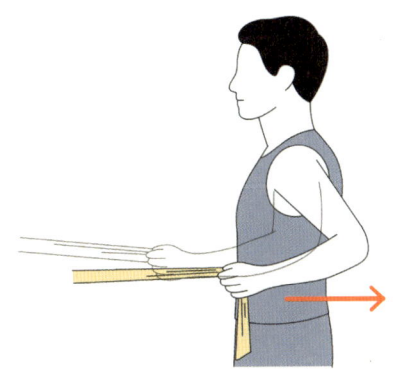

(2) 바깥쪽 근육 운동법

① 밴드는 그대로 두고 몸을 90도 돌려 섭니다.

② 팔꿈치를 옆구리에 붙인 채 바깥쪽 팔로 밴드를 잡습니다.

③ 팔꿈치는 몸에서 떨어지지 않게, 밴드를 잡은 아래팔만 바깥쪽으로 천천히 당깁니다.

④ 5초간 유지 후 서서히 놓습니다.

⑤ 10회 반복합니다.

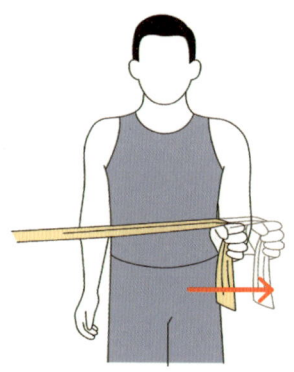

(3) 정면 근육 운동법

① 밴드는 그대로 두고 벽을 등지고 섭니다.

② 팔꿈치를 옆구리에 붙인 상태로 밴드를 앞으로 천천히 당깁니다.

③ 5초간 유지 후 천천히 놓습니다.

④ 10회 반복합니다.

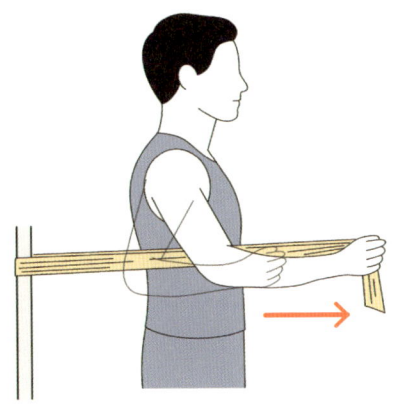

(4) 안쪽 근육 운동법

① 밴드는 그대로 두고 몸을 다시 90도 돌립니다.

② 팔꿈치를 옆구리에 붙이고 밴드를 몸 안쪽으로 천천히 당깁니다.

③ 5초간 유지 후 천천히 놓습니다.

④ 10회 반복합니다.

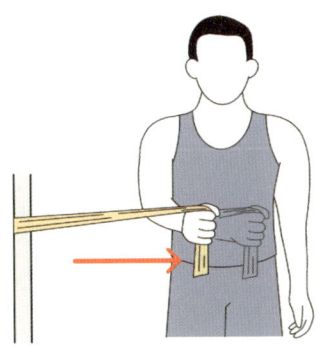

오십견은 어떻게 관리할까요?

오십견의 정식 명칭은 '유착성 관절낭염'입니다. '동결견'이라고도 하는데, 어깨 관절을 감싸고 있는 관절낭이 염증으로 두꺼워지고 굳어버린 상태를 말합니다. 그 결과 어깨에 통증이 발생하고 움직임에 제한이 나타납니다. 특히 팔을 들어 올리거나 뒤로 돌릴 때 심한 통증을 느끼며, 밤이면 통증이 더 심해져 잠을 잘 이루지 못하기도 합니다. 주로 50대 이상에게서 많이 발생해서 오십견이라는 이름이 붙었지만, 다른 연령대에서도 생길 수 있습니다.

오십견을 관리할 때 가장 중요한 점은 바로 관절이 굳지 않도록 유지하는 것입니다. 어깨는 원래 우리 몸에서 가장 큰 각도를 움직일 수 있는 관절입니다. 그러나 통증이 생기면 움직임이 줄고 점차 관절이 굳으면서 움직일 때마다 통증이 더욱 심해지는 악순환이 일어납니다. 이 과정에서 굳은 관절을 대신하는 회전근개나 주변 근육에 과부하가 걸리면서 문제가 발생하기도 합니다.

따라서 지금 어깨가 굳는 오십견으로 고생하고 있다면 관절이 굳지 않도록 스트레칭을 꾸준히 하는 것이 정말 중요합니다. 이렇게 관절 각도를 회복하면 정상적인 움직임을 되찾을 수 있고, 통증 완화에도 도움이 됩니다. 그리고 관절이 어느 정도 풀어지고 나면 어깨 주변 근육, 특히 회전근개와 견갑골 주변의 근육을 강화해야 합니다.

지금부터 오십견이 있을 때 집에서 쉽게 따라 할 수 있는 스트레칭 방법을 두 가지 소개하겠습니다. 유연성을 높이고 근력을 강화하는 운동입니다.

단, 운동을 시작하기 전 반드시 병원을 찾아 의사와 상담해야 합니다. 회전근개 파열이 심한 상태이거나 다른 구조적인 문제가 있다면 운동 중 심한 통증이 발생할 수도 있고, 운동 후 통증이 지속되거나 악화할 수도 있습니다. 이런 상태에서 무리하게 운동을 계속한다면 구조적인 손상이 커질 수 있으므로 주의가 필요합니다.

오십견은 시간과 인내가 필요한 질환입니다. 하지만 꾸준한 관리와 운동으로 점차 개선될 수 있습니다. 그러니 아프다고 가만히만 있지 말고, 다음 운동을 천천히 또 꾸준히 해보길 바랍니다.

● 벽 타고 팔 올리기 Wall Crawl/Finger Ladder

굳어버린 어깨 관절의 움직이는 범위를 점진적으로 늘려주어, 팔을 들어 올리는 동작의 제한을 개선하는 데 효과적인 재활 운동입니다.

① 벽을 정면으로 보고 한 걸음 정도 떨어져 섭니다.

② 아픈 쪽 팔의 손가락을 벽에 대고, 벽을 밀면서 가능한 범위까지 팔꿈치가 떨어지지 않게 팔을 천천히 올립니다. 또는 거미가 기어가듯 손가락을 움직여 팔을 천천히 위로 올려줍니다.

③ 통증이 시작되기 직전, 가능한 한 가장 높은 지점에서 10~15초간 머무릅니다.

④ 천천히 팔을 내립니다. 5~10회 반복합니다.

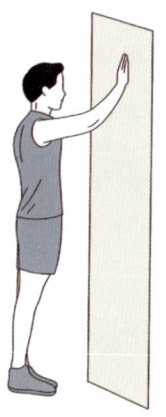
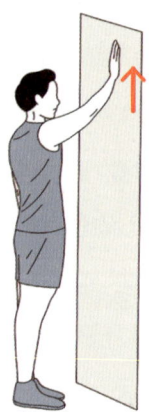
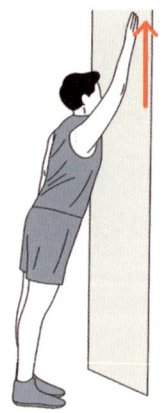

● 슬리퍼 스트레칭 Sleeper Stretching

어깨 관절의 안쪽 돌림(내회전) 범위를 제한하는 관절 뒤쪽의 뻣뻣한 조직들을 집중적으로 이완시켜주는 중요한 스트레칭입니다.

① 옆으로 누워 팔꿈치를 어깨보다 조금 높게 둡니다.
② 상완부는 바닥에 대고, 팔꿈치는 90도 구부린 상태에서 손가락이 천장을 바라보게 합니다.
③ 상체는 약 10~15도 정도 뒤로 젖혀둡니다.
④ 반대쪽 손으로 손등 또는 손목을 지그시 누릅니다.

주의 ※ 너무 과하게 누르지 말고, 어깨 뒤쪽 근육이 스트레칭 되는 느낌이 충분히 들 때까지만 합니다.

⑤ 10초간 유지하고 양쪽을 각각 5회씩 시행합니다.

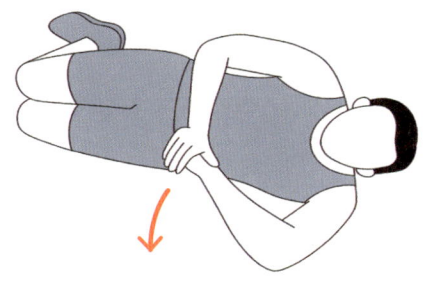

어깨 탈구와 관절염은
어떤 질환인가요?

대부분 어깨 탈구와 어깨 관절염이 서로 다른 질환이며, 많은 사람이 겪지 않을 거라고 생각합니다. 하지만 어깨 탈구와 어깨 관절염으로 고생하는 사람이 의외로 많습니다.

어깨 탈구는 상완골(팔 위쪽 뼈)이 어깨 관절 소켓에서 빠져나간 상태를 말합니다. 주로 갑작스러운 충격이나 과도한 움직임으로 발생하며, 스포츠 활동이나 사고로 인해 자주 발생합니다. 한 번 탈구가 발생하면 관절 주변의 인대와 관절와순, 관절 주머니 등의 연부조직이 손상되어 다시 빠지는 재발 위험이 매우 커집니다.

스포츠 인구가 많아지면서 어깨 탈구 환자가 증가하는 추세이기도 합니다. 어깨가 빠지면 스스로 혹은 병원에서 맞추겠지만, 이러한 어깨 탈구 정복 이후에도 통증이나 불안정감이 지속되는 경우가 많습니다. 특히 팔을 들어 올리거나 '선서 자세'처럼 팔을 바깥으로 돌릴 때 불편감을 느낍니다. 어깨를 과도하게 움직이면 다시 빠질 것 같은 불안정한 느낌이 들기도 합니다.

어깨 관절염은 생각보다 흔한 질환입니다. 미국 류마티스 학회에 따르면, 50세 이상 성인의 약 33%가 어깨 관절염을 경험한다고 합니다. 관절염은 크게 퇴행성 관절염(골관절염)과 염증성 관절염(류마티스 관절염)으로 구분되는데, 어깨 관절염은 나이가 들면서 관절 연골이 자연스럽게 마모되어 발생하거나 과도한 사용·외상으로 인해 발생하는 퇴행성 관절염인 경우가 많습니다. 어깨 관절염의 주요 증상으로는 관절 통증, 뻣뻣함, 움직임 제한, 부종 등이 있습니다. 특히 아침에 일어났을 때 뻣뻣함이 심하고, 날씨가 춥거나 습할 때 증상이 악화하는 경향이 있습니다. 또한, 관절을 과도하게 사용하거나 오랫동안 한 자세를 유지할 때도 통증이 심해질 수 있습니다.

어깨 탈구와 어깨 관절염은 서로 영향을 주기도 합니다. 어깨 탈구가 반복되면 관절면이 손상되고, 그 결과 관절염이 발생할 위험이 커집니다. 따라서 어깨 탈구가 생겼을 때는 초기 치료와 재활이 매우 중요합니다. 미국 정형외과 학회 지침에 따르면, 어깨 탈구 이후 재활과 관절염 예방을 위한 운동의 주요 목표 세 가지는 관절의 유연성 향상, 주변 근육 강화, 전반적인 기능 개선입니다. 관절의 유연성 향상을 위한 운동은 앞서 설명한 오십견 운동(126p)을 참고하고, 이번에는 어깨의 안정성을 위한 견갑골 주변 근육 강화 운동을 소개하겠습니다.

● 월 슬라이드 Wall Slide

월 슬라이드는 견갑골의 안정성과 움직임을 개선하는 데 매우 효과적인 운동입니다.

① 벽에 등을 기대고 섭니다.

② 팔꿈치를 90도로 구부려 벽에 붙입니다.

③ 팔을 천천히 위로 올리면서 벽에서 떨어지지 않도록 합니다.

④ 최대한 올린 후 천천히 내립니다.

⑤ 10~15회 반복하며 3세트를 실시합니다.

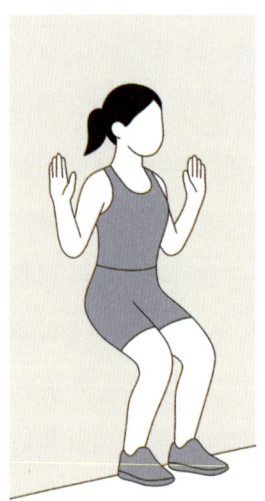 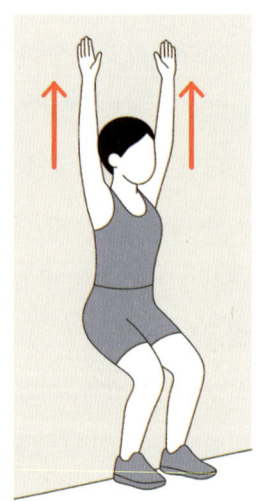

● Y-T-W 운동

어깨뼈(견갑골) 주변의 핵심 안정화 근육들(승모근, 능형근 등)을 각도에 따라 종합적으로 강화하여 어깨의 구조적 안정성을 길러줍니다.

① 엎드려 누워 팔을 Y, T, W 모양으로 만듭니다.
② 각 자세에서 팔을 들어 올리고 5초간 유지합니다.
③ 각 자세를 10회씩 반복합니다.
④ 총 3세트를 실시합니다.

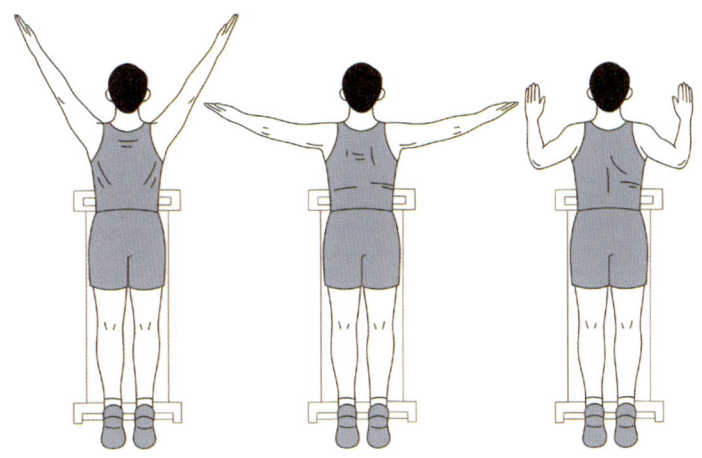

팔꿈치 건강은 어떻게 관리할까요?

우리가 일상에서 반복하는 동작은 단기간에는 큰 문제가 되지 않지만, 오랫동안 계속하다 보면 근육과 관절에 부담을 주고, 그 결과 불편함이나 통증으로 이어질 수 있습니다. 그중에서도 우리가 일상에서 자주 사용하는 손목, 손가락, 팔꿈치는 특히 이런 문제가 발생하기 쉬운 부위입니다.

이런 통증을 잠깐의 단순한 불편함이라고 생각하면 안 됩니다. 장기간 반복된 과도한 사용으로 인해 발생하는, 신호등의 노란불과 같은 경고 신호일 수 있습니다. 통증이라는 중요한 신호를 무시하고 "괜찮아지겠지" 하며 반복해서 일을 계속하면 힘줄과 관절 주위 염증이 심해지고 미세한 손상이 누적되어 결국 구조적인 손상으로 발전할 수 있습니다.

그렇다면 통증이 생기지 않도록 예방하고 관리하는 방법은 무엇일까요? 먼저, 우리가 자주 반복하는 동작이 어떤 영향을 주는지 아는 것이 중요합니다. 어떤 자세나 움직임에서 통증이 생기는지 구체적으로 살펴보고, 그런 동작을 줄이거나 자세를 교정해야 합니다. 예를 들어 손목이 자주 아픈데 컴퓨터 작업 중에 통증이 있다면, 어떤 자세에서 어디가 아픈지 구체적으로 확인해봐야 합니다. 그리고 자세를 바꿔서 통증이 발생하는 자세를 피하고, 일하다가도 주기적으로 손목 스트레칭을 해주는 것이 좋습니다.

통증이 계속되거나 심해지면 빠르게 병원에 방문해서 정확한 진단을 받는 것도 매우 중요합니다. 염증이 심하지 않을 때는 간단한 약물치료나 물리치료로 증상 완화가 가능합니다. 하지만 이미 염증이 심하거나 관절염으로 진행된 경우 치료 시기를 놓치면 간단한 치료로는 호전이 어렵고, 더 큰 치료가 필요할 수도 있습니다. 그러니 불편함이 지속된다면 지체하지 말고 전문의 진료를 받는 것이 현명합니다.

팔꿈치 통증으로 인터넷에 검색하면 가장 많이 언급되는 질환은 골절과 관절염이 아닌 바로 '테니스 엘보' 또는 '골프 엘보'입니다. 팔이나 손목을 많이, 반복적으로 사용하면서 힘줄과 근육에 미세한 손상과 염증이 언급되는 테니스 엘보는 손가락을 펴거나 손목을 젖힐 때 사용하는 팔꿈치 바깥쪽에 있는 신전근과 관련이 있습니다. 골프 엘보는 손가락이나 손목을 구부릴 때 사용하는, 팔꿈치 안쪽의 굴곡근과 관련이 있습니다.

이처럼 팔꿈치를 많이 사용하면 나타나는 통증과 불편함은 단순한 마찰로 인한 염증 때문이 아닙니다. 2019년 미국정형외과연구학회

(ORS) 공식 학술지에 게재된 논문에 따르면, 테니스 엘보는 단순한 염증이 아니라 힘줄이 약해지고 퇴행성 변화가 일어나는 건증(Tendinopathy)의 특성이 더 두드러집니다. 즉, 많이 사용할수록 근육이 뼈에 부착되는 힘줄이 빨리 약해지고 퇴화한다는 뜻입니다. 그러니 치료도 단순히 염증을 줄이는 치료보다는 힘줄을 재건하고 근력을 강화하는 것이 중요합니다.

테니스 엘보나 골프 엘보로 통증이 있을 때의 3단계 관리 방법은 '휴식 ➡ 스트레칭 ➡ 근력 강화'입니다. 첫 번째 단계로 무엇보다 휴식이 우선되어야 합니다. 팔꿈치에 무리가 가지 않도록 1~2주 동안은 무거운 물건을 들거나 손을 무리하게 사용하는 동작을 줄여야 합니다. 필요에 따라 약물이나 주사 치료를 병행하면 염증 완화에 도움이 됩니다.

두 번째 단계는 스트레칭입니다. 통증이 지속되면 우리 몸은 보호 반응으로 자연스럽게 근육을 수축시킵니다. 문제는 이러한 상태가 계속되면 근육과 힘줄의 유착이 발생해 팔꿈치의 유연성이 떨어지고 통증이 악화됩니다. 그래서 휴식을 통해 통증이 어느 정도 좋아졌다면 스트레칭을 통해 수축한 근육의 긴장을 완화하고, 이후 바로 세 번째 단계로 넘어가야 합니다.

세 번째 단계는 전완부 근육 강화입니다. 힘줄과 근육을 강화해 증상이 재발하지 않도록 관리해야 합니다. 그래서 지금부터는 테니스 엘보와 골프 엘보가 왔을 때 좋은 스트레칭과 근력 강화 운동을 알려드리겠습니다.

스트레칭

● **손목 신전근 스트레칭** Wrist Extensor Stretch

컴퓨터 작업 등으로 인해 긴장된 팔 바깥쪽 근육(폄근)을 이완시켜 테니스 엘보와 손목 통증 예방에 도움을 줍니다.

① 손바닥이 아래를 향하도록 팔을 뻗습니다.
② 반대 손으로 손등을 가볍게 눌러 손목을 아래로 굽힙니다.
③ 15~30초간 유지 후 천천히 풀어줍니다.
④ 하루 3~5회 반복합니다.

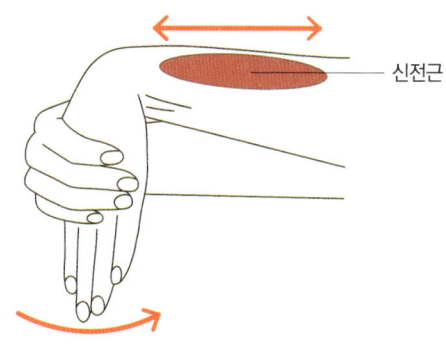

● **손목 굴곡근 스트레칭** Wrist Flexor Stretch

물건을 쥐고 들어 올릴 때 주로 사용되는 팔 안쪽 근육(굽힘근)의 피로를 풀어주어 골프 엘보 및 손목터널증후군 예방에 효과적입니다.

① 손바닥이 위를 향하도록 팔을 뻗습니다.
② 반대 손으로 손가락을 부드럽게 뒤로 당깁니다.
③ 15~30초간 유지 후 천천히 풀어줍니다.
④ 하루 3~5회 반복합니다.

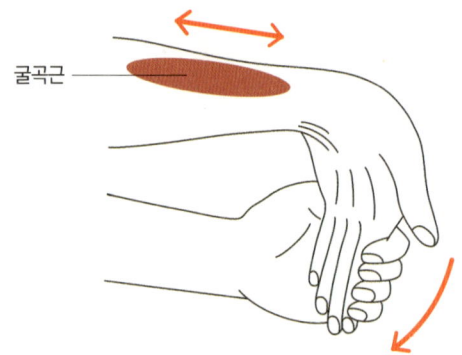

근력 강화 운동

● **손목 굴곡 및 신전 운동** Wrist Curls & Extensions

가벼운 무게를 이용하여 손목굽힘근과 폄근을 강화하고, 손목 관절의 안정성을 높여 부상을 예방합니다.

① 가벼운 아령(또는 물병)을 손에 들고, 팔꿈치를 고정한 상태에서 손목을 천천히 들어 올렸다가 내립니다.

② 손바닥이 위로 향한 자세에서 10회 반복합니다.

③ 손등이 위를 향하도록 뒤집어서 10회를 추가로 반복합니다.

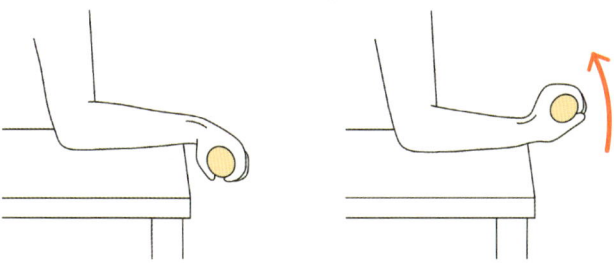

● 공 압축 운동 Grip Strengthening

손으로 쥐는 힘(악력)과 팔 전체의 근력을 향상시켜 팔꿈치와 손목 관절의 기능적 안정성을 높이는 데 도움을 줍니다.

① 테니스공이나 스트레스볼을 준비합니다.
② 손바닥으로 공을 최대한 강하게 눌렀다가 천천히 풀어줍니다.
③ 10~15회씩 3세트를 진행합니다.

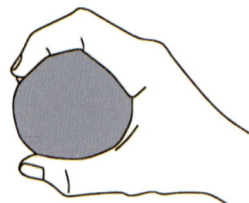 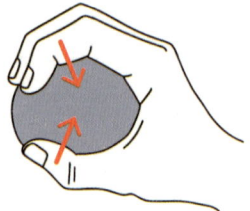

손목과 손가락이 아프면
어떻게 하나요?

손목과 손가락 통증 질환도 주로 반복적인 사용으로 인해 발생합니다. 대표적인 질환으로는 드퀘르뱅 병, 방아쇠 손가락, 손목 터널 증후군이 있습니다.

손목 건초염, 그중에서도 드퀘르뱅 병은 엄지손가락 주변의 손목 힘줄에 염증이 생겨 통증을 유발하는 질환입니다. 엄지손가락을 자주 사용하는 분들에게서 흔히 발생합니다.

방아쇠 손가락은 손가락을 구부리는 근육(굴곡근)에 염증이 생기면서 손가락을 구부리거나 펼 때 걸리는 느낌이 들고, 잘 펴지지 않거나 구부러지지 않는 것이 특징입니다. 물건을 꽉 쥐는 동작을 많이 하는 경우, 특히 골프나 테니스 같은 운동을 많이 하는 경우 생길 가능성이 큽니다.

손목 터널 증후군은 손목 부위의 터널 안에서 정중신경이 압박되어 손목, 손바닥, 손가락(특히 엄지·검지·중지)에 저림이나 통증이 생기는 질환입니다. 심할 경우 손의 힘이 약해지고 엄지손가락 근육이 위축 됩니다. 평소 손목을 많이 사용하거나 무거운 물건을 자주 드는 분들에게서 잘 발생합니다.

손목과 손가락 통증이 막 시작했거나 심하지 않은 초기라면, 통증 부위의 사용을 줄이고 따뜻한 찜질과 스트레칭을 병행하는 것이 좋습니다. 하지만 통증이 심하거나 일상에 불편을 초래할 정도라면 주사 치료나 수술 등 적극적인 치료가 필요할 수 있습니다.

문제는 많은 분이 일을 계속해야 하거나, 좋아하는 운동을 포기하지 못해 손을 쉬게 하지 못한다는 것입니다. 그렇게 계속 사용하다 보면 염증이 충분히 가라앉지 않고, 치료로 줄어든 염증도 쉽게 재발하게 됩니다.

그래서 손목과 손가락 통증은 평소 예방이 가장 중요합니다. 자주 스트레칭하고, 주변 근육을 강화하는 습관을 들여야 합니다.

● **핀켈슈타인 스트레칭** Finkelstein Stretch

엄지손가락부터 손목까지 이어지는 힘줄(건)의 염증(건초염) 완화에 효과적인 스트레칭으로, 뻣뻣해진 엄지 주변 조직을 이완시킵니다.

① 손바닥을 펴고 엄지손가락을 손바닥 안쪽으로 접습니다.
② 나머지 손가락으로 엄지손가락을 감싸 주먹을 쥡니다.
③ 손목을 천천히 아래로 꺾으면서 엄지손가락 부위가 늘어나는 느낌을 느낍니다.
④ 15~30초 유지한 뒤 천천히 풀어줍니다.

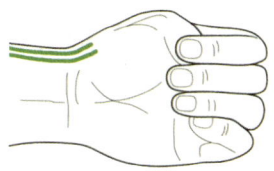

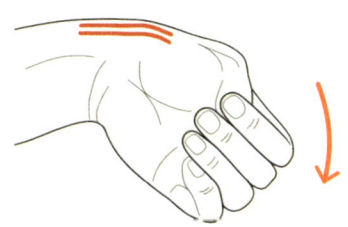

● 벽을 이용한 정중신경 스트레칭 Wall Median Nerve Stretch

손목터널증후군의 원인이 되는 정중신경의 압박을 완화하고, 손목과 손가락으로 이어지는 근육과 근막을 이완시킵니다.

① 벽에 손바닥을 대고 팔을 쭉 뻗습니다.
② 손목이 약 90도로 젖혀지도록 유지하면서 고개를 반대쪽으로 천천히 숙입니다.
③ 이 상태로 20~30초 유지하고 천천히 돌아옵니다.
④ 아침·저녁으로 10회씩 반복합니다.

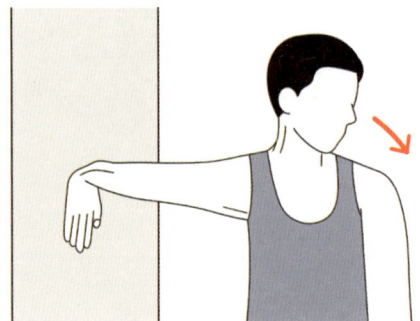

• 고무밴드 손가락 벌리기 Rubber Band Finger Extension

손가락을 구부리는 근육과 펴는 근육의 힘의 불균형을 바로잡아, 방아쇠 손가락 증상 완화 및 손의 전반적인 기능 향상에 도움을 줍니다.

① 고무밴드(또는 머리끈)를 손가락 끝에 끼웁니다.

② 손가락을 바깥쪽으로 벌리고 3초간 유지합니다.

③ 천천히 돌아오며 10~15회 반복합니다.

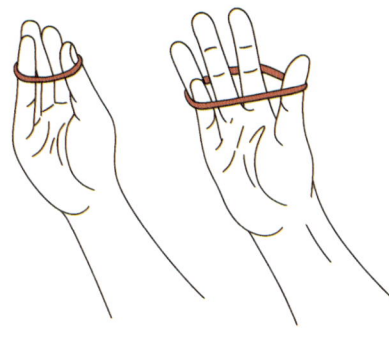

손가락에도 관절염이 생기나요?

"어떤 손가락 마디가 아프세요?"

손가락 통증으로 병원을 찾는 환자분들에게 제가 가장 먼저, 그리고 가장 자주 묻는 질문입니다. 물론 사람마다 증상은 조금씩 다를 수 있지만, 일반적으로 손가락 끝마디(DIP joint)에 통증이 있다면 퇴행성 관절염, 손바닥 쪽 마디(PIP, MCP joint)가 대칭적으로 붓고 아프다면 자가면역 질환인 류마티스관절염일 확률이 높습니다.

먼저, 퇴행성 관절염의 주요 원인은 노화입니다. 나이가 들수록 연골이 점차 닳으며 마디에 염증과 통증이 생깁니다. 하지만 나이가 많다고 모두 손가락 관절염이 생기는 것도 아니고, 손가락을 반복적으로 많이 사용하는 젊은 사람들에게도 퇴행성 관절염이 나타날 수 있습니다.

류마티스관절염은 퇴행성과 달리 면역체계가 자신의 관절을 공격

하는 자가면역 질환입니다. 주로 손바닥 쪽 관절에 대칭적으로 염증이 생기면서 붓고 통증이 나타납니다. 류마티스관절염은 염증이 심해지면 인대나 힘줄 같은 주변 연조직까지 퍼질 수 있어, 심한 경우 손가락 변형으로 이어지기도 합니다. 따라서 조기 진단과 치료가 매우 중요합니다.

손가락 관절염 환자분들 중에는 "움직이면 아프니까 안 움직이는 게 낫지 않을까?"라고 생각하시는 분들이 많습니다. 하지만 관절은 움직일 때 관절액이 분비되고 영양 공급이 이루어집니다. 즉, 움직임을 지나치게 제한하면 오히려 관절의 유연성과 기능이 떨어지고 통증이 심해질 수 있습니다.

따라서 지속적인 스트레칭은 관절의 부담을 줄이고 염증과 통증 완화에 큰 도움이 됩니다. 또한 관절 주변 근육과 힘줄을 강화하면 손가락 움직임을 보다 안정적으로 유지할 수 있습니다.

지금부터는 뻣뻣한 손가락에 도움이 되는 스트레칭과 근력 강화 운동을 소개합니다.

- **손가락 벌리기 스트레칭** Finger Abduction Exercise

　손가락 사이사이의 작은 근육들을 부드럽게 움직여 관절의 뻣뻣함을 줄이고, 손의 혈액순환을 촉진합니다.

① 손을 편 상태에서 손가락 사이를 최대한 벌립니다.
② 몇 초간 유지한 뒤 천천히 다시 모읍니다.
③ 10~15회 반복합니다.

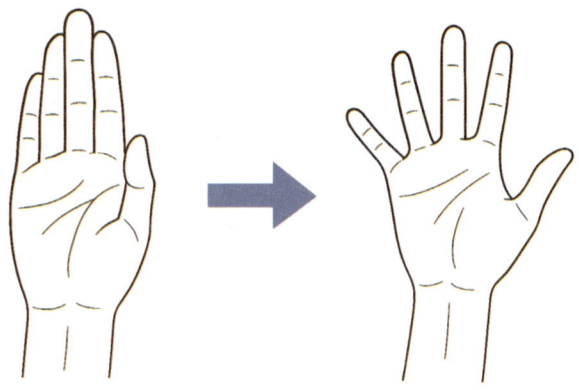

● **손가락 끝 구부리기** DIP Joint Flexion Exercise

손가락의 굴곡근과 끝마디 관절(DIP joint)을 스트레칭하여 유연성을 높이고 긴장을 완화합니다.

① 손을 펴고 모든 손가락을 곧게 뻗습니다.
② 각 손가락 끝만 천천히 구부려 손가락 끝이 손바닥을 향하게 합니다.

주의 ※ 이때 나머지 손가락은 움직이지 않게 유지합니다.

③ 구부린 상태를 5~10초 유지한 뒤 천천히 펴줍니다.
④ 모든 손가락을 각각 10~15회씩 반복합니다.

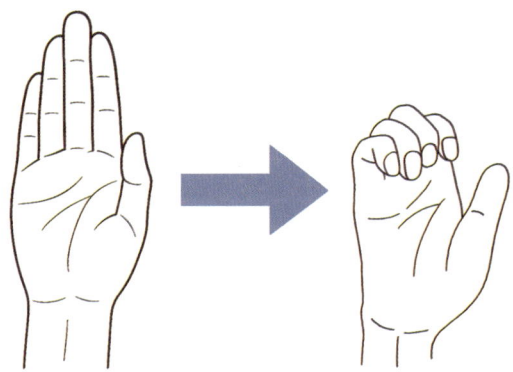

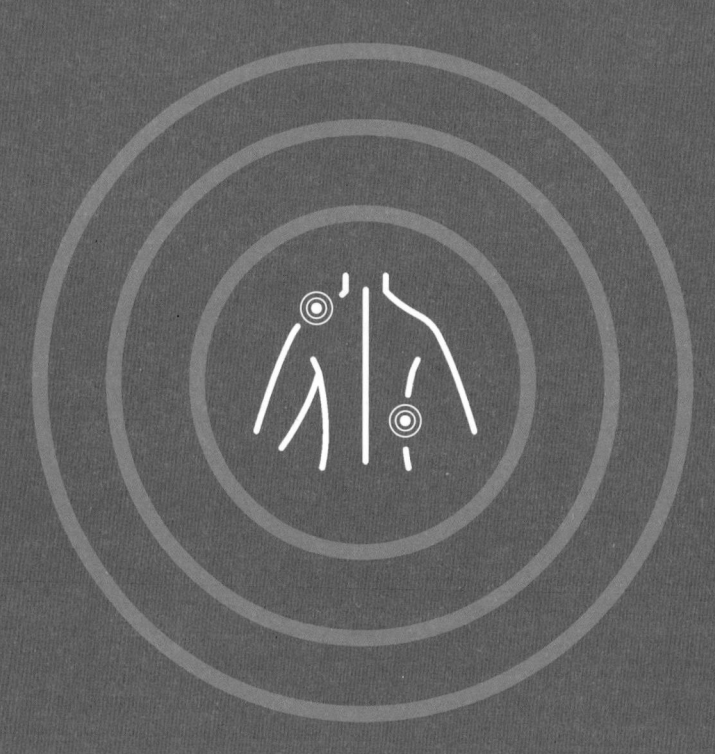

6장

골반의 불균형과 전신 통증

고관절 문제는
어떻게 알아차리나요?

　고관절이나 엉치가 아프면 주로 허리 질환을 먼저 떠올리고 허리 치료를 받습니다. 그러나 실제로는 허리 외의 문제, 특히 고관절의 이상으로 인해 통증이 발생하는 경우가 적지 않습니다. 고관절이나 엉치가 아파서 오랜 기간 허리 치료를 받았지만 호전이 없어 내원하는 환자분이 많습니다. 이럴 때는 고관절 문제를 생각해봐야 합니다.
　'고관절'은 골반과 허벅지 뼈(넓적다리뼈)를 잇는 관절로, 우리 몸에서 가장 큰 관절입니다. 체중을 지탱하고, 상·하체의 균형을 유지하며, 걷거나 달릴 때 중요한 역할을 합니다. 따라서 고관절에 문제가 생기면 일상생활이 크게 불편해집니다.
　고관절이 아프면 골반 주변, 엉치, 사타구니 부위의 통증이 나타나고, 때로는 다리까지 통증이 퍼지는 양상을 보이기도 합니다. 이 증상이 허리디스크에서 오는 통증과 매우 비슷해, 문제의 부위를 혼동하는 경우가 많습니다.

다음 그림은 고관절에 문제가 있을 때 발생할 수 있는 통증의 범위와 허리디스크에 손상이 있을 때 발생할 수 있는 통증의 범위입니다. 그림으로 봐도 통증 발생 범위가 굉장히 비슷하지요? 그래서 환자 입장에서는 두 질환을 구분하기가 쉽지 않습니다.

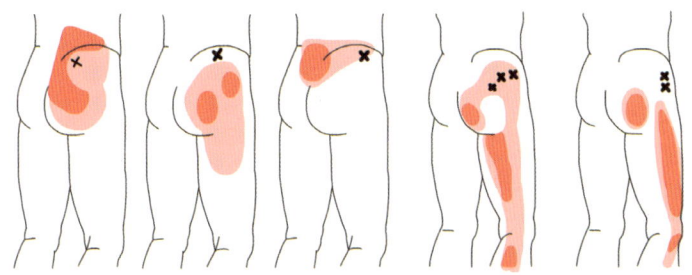

고관절 문제로 인한 통증 범위

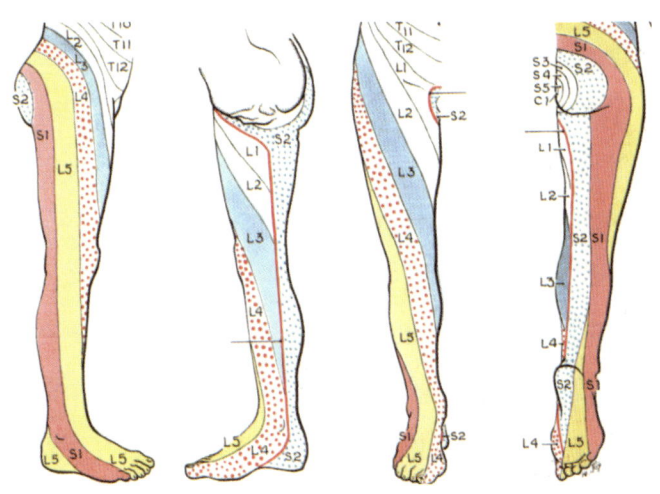

허리디스크 손상 문제로 인한 통증 범위

이 두 질환을 구별할 수 있는 방법은 통증이 언제 생기는가를 확인하는 것입니다. 고관절은 결국 '관절'입니다. 움직이는 데 중요한 기능을 합니다. 즉, 움직일 때 아프다면 고관절 문제일 가능성이 높습니다. 특히 고관절을 움직일 때 통증이 심하다면 허리보다 고관절 쪽 이상을 의심해야 합니다. 고관절에 문제가 있을 때 주로 나타나는 증상은 다음과 같습니다.

- 양반다리가 잘 안 된다.
- 자고 일어나서 첫발을 디딜 때 고관절이 아프다.
- 똑바로 걷기 어렵고, 발을 바깥쪽으로 틀어 걷는다.
- 고관절이나 엉치 부위를 눌렀을 때 통증이 있다.

반면, 허리디스크는 관절 자체의 문제보다는 디스크 손상으로 인한 염증이 신경을 자극해 생기는 통증입니다. 따라서 주로 특정 자세에서 통증이 유발됩니다. 예를 들어 허리를 구부리거나, 무거운 물건을 들어 올리는 자세에서 신경이 눌리며 허리 통증과 함께 다리 저림이 나타납니다. 이처럼 고관절 문제와 허리디스크 문제를 정확히 구분해 알맞은 치료를 진행해야 합니다.

고관절 문제를 제때 해결하지 못하면 골반이나 허리 등 주변 조직에도 2차적인 손상이 생길 수 있습니다. 따라서 허리 통증이 오래 가거나, 치료에 반응이 없다면 고관절 이상 여부를 반드시 확인해야 합니다.

이어지는 내용에서는 고관절에 발생할 수 있는 주요 질환과 이에 도움이 되는 운동 방법을 자세히 소개하겠습니다.

고관절 통증에는
어떤 운동이 좋나요?

'관절염'은 관절을 많이 사용하면서 연골이 닳고 손상되어 발생하는 질환으로 무릎 관절염이 가장 흔합니다. 둥글어야 하는 관절이 망가져서 울퉁불퉁해지면 움직일 때마다 통증이 발생합니다. 고관절 관절염의 경우, 보행 시 서혜부나 사타구니 쪽 통증을 호소하는 경우가 많습니다. 특히 보행 시 발을 디딜 때 아프다고 많이 호소합니다. 양반다리처럼 고관절의 움직임이 큰 동작을 하기 어렵다고도 합니다. 이와 비슷한 증상을 보이는 질환으로는 대퇴골에 혈액이 충분히 공급되지 않아 괴사가 진행되는 '대퇴골 무혈성 괴사'가 있습니다. 이 질환 역시 관절 내부의 문제로 인해 통증이 발생하기 때문에 초기에는 관절염과 증상이 매우 비슷하게 나타납니다.

통증이 너무 심하거나 관절의 구조적인 문제가 심각하다면 수술적인 치료를 고려해보아야 합니다. 그러나 관절 손상 정도가 심하지 않으면 약물이나 주사 같은 보존적 치료와 함께 관절에 압력을 덜 줄 수 있는 스트레칭을 꾸준히 병행하는 것만으로도 관절염으로 인한 통증을 상당히 줄일 수 있습니다.

특히 고관절을 둘러싼 근육 중에서도 외전근은 보행 시 골반과 몸통의 안전성을 유지하고 체중을 지탱하는 핵심적인 역할을 합니다. 따라서 고관절 통증으로 고민이 있다면 고관절 외전근 강화 운동을 꾸준히 하는 것이 좋습니다.

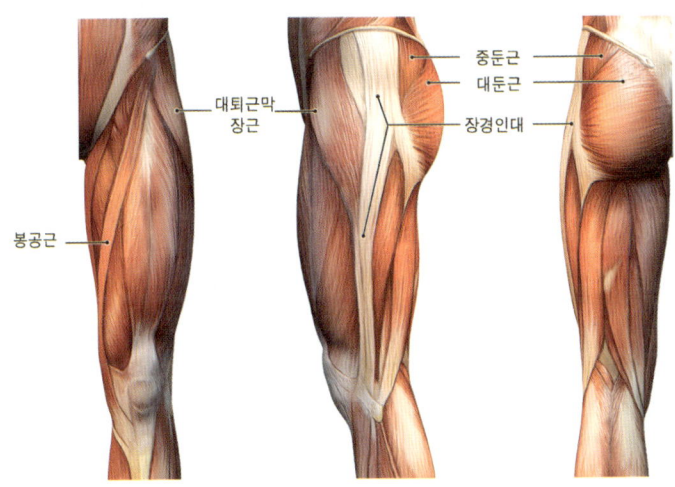

고관절 외전근에 해당하는 근육들

고관절 외전근 운동

● **클램쉘 운동** Clamshell Exercise

　엉덩이 옆쪽 깊은 곳에 위치한 중둔근을 집중적으로 강화하는 운동입니다. 이 근육은 걸을 때 골반이 좌우로 흔들리지 않도록 안정화하는 핵심 역할을 합니다.

　운동 중에는 골반이 기울어지지 않도록 몸을 중립 상태로 유지하고, 무릎 위에 저항 밴드를 착용하면 운동 강도를 높일 수 있습니다.

① 옆으로 누워 양다리를 포갭니다.
② 머리는 팔이나 베개로 받쳐 편안하게 유지합니다.
③ 무릎은 45도 정도로 굽히고, 발목과 무릎을 서로 붙입니다.
④ 발목은 고정한 상태에서 위쪽 무릎을 천천히 들어 올립니다.
⑤ 이때 골반이 회전하거나 몸이 뒤틀리지 않도록 주의합니다.
⑥ 들어 올릴 때 고관절 옆 근육이 수축되는 느낌에 집중합니다.
⑦ 천천히 원래 위치로 돌아옵니다.
⑧ 한쪽 다리로 10~15회 반복한 후, 반대쪽으로 진행합니다.

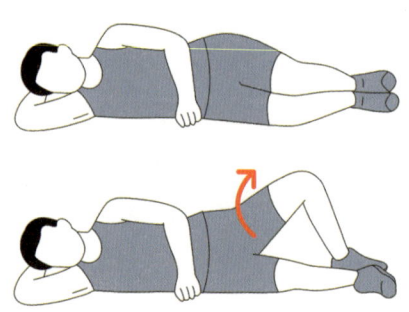

● **사이드 레그 리프트 운동** Side Leg Lift Exercise

　클램쉘보다 강도가 높은 중둔근 강화 운동으로, 골반의 측면 안정성을 향상시켜 무릎과 발목의 부담을 줄이는 효과가 있습니다.

　다리를 너무 높이 들 필요는 없으며, 가능한 범위에서 시행합니다. 자세 유지가 어렵다면 벽이나 의자에 등을 기대고 해도 좋습니다.

① 옆으로 누워 몸이 일직선이 되도록 정렬합니다.

② 아래쪽 팔은 머리를 지지하고, 하체는 바닥에 안정적으로 둡니다.

③ 위쪽 다리를 천천히 들어 올립니다.

④ 발끝은 살짝 포인트 또는 플렉스 상태로 유지합니다.

⑤ 다리를 들어 올릴 때 엉덩이가 뒤로 기울어지지 않도록 주의합니다.

⑥ 다리를 들어 올린 상태에서 1~2초 유지하며 둔근의 수축을 느낍니다.

⑦ 천천히 다리를 원래 위치로 내립니다. 다리를 내릴 때도 긴장을 유지합니다.

⑧ 한쪽 다리로 10~15회 반복한 뒤 반대쪽 다리도 진행합니다.

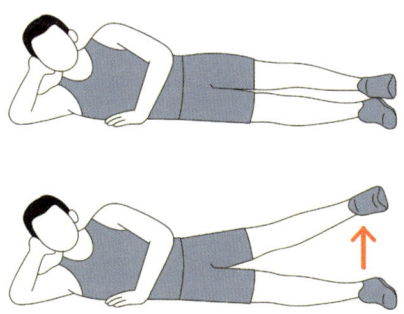

고관절 바깥쪽이
아픈 이유는 무엇인가요?

사실 고관절은 우리 몸의 관절 중에서도 매우 안정적인 관절입니다. 골반뼈가 대퇴골의 머리를 덮고 있는 형태이고, 주변에는 장골대퇴인대·치골대퇴인대·좌골대퇴인대 같은 인대들이 단단히 자리 잡고 있습니다. 바깥쪽에는 커다란 엉덩이 근육과 함께 내전근, 장요근처럼 큰 근육들이 감싸고 있어 자주 빠지는 어깨 관절과 달리 고관절은 빠지는 경우도 굉장히 드뭅니다.

이렇게 안정적인 고관절에도 통증이 발생하는 이유는 무엇일까요? 주된 원인은 활동량 감소로 인한 근력 약화나 오랜 시간 다리를 꼬는 자세 등으로 인해 관절이 굳고, 이로 인해 주변 조직들과 마찰이 생기면서 통증이 발생하기 때문입니다.

앞서 이야기한 것처럼 허리디스크와 고관절 문제를 증상만으로 구별하기 어렵습니다. 특히 오랜 기간 치료를 받았음에도 눕거나 앉았다가 일어날 때 고관절 바깥쪽이 아프거나, 양반다리로 앉을 때 한쪽 고관절이 유난히 아픈 경우, 오래 앉아 있을 때면 엉덩이 주변 전체가 아프고 심지어 다리까지 저리는 분들은 고관절 점액낭염(Hip bursitis)을 반드시 의심해보셔야 합니다.

점액낭은 관절 주변에 있는 작은 주머니 모양의 구조물로, 뼈와 근육, 힘줄 사이에서 마찰을 줄이고 부드러운 움직임을 돕는 쿠션 역할을 합니다. 고관절 주변에는 장요근 아래, 대전자부 외측, 뒤쪽 좌골 아래 이렇게 세 개의 주요 점액낭이 있습니다. 고관절 점액낭염은 고관절 주변에 있는 점액낭들에 염증이 생기는 질환입니다. 이 중에서도 대전자부 외측 점액낭염이 가장 흔합니다. 많이 걷거나 달리기를 오래 하면, 허벅지 외측의 장경인대가 대퇴골의 대전자 부위와 계속 마찰을 일으키며 염증이 생깁니다.

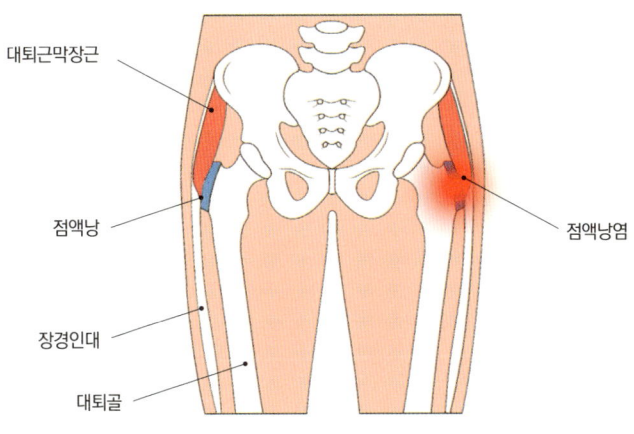

대전자부 외측 점액낭염

대부분 점액낭염은 휴식, 약물치료, 주사, 물리치료로 호전됩니다. 하지만 이 질환은 '많이 사용해서 생기는' 것이기 때문에, 일을 지속하거나 운동을 꾸준히 해야 하는 분들에게는 재발이 잦은 편입니다.

그래서 근육의 긴장을 풀고 관절 주변의 압박을 줄여주는 스트레칭이 매우 중요합니다. 다음은 고관절 점액낭염 완화에 효과적인 스트레칭 두 가지입니다.

● **레터럴 월 스트레치** Lateral wall ITB Stretch

벽을 이용해 몸을 안정적으로 지탱하면서, 골반 측면과 허리 주변 근육을 더욱 깊고 안전하게 이완할 수 있습니다.

① 벽에서 약 30~50cm 떨어져 섭니다.
② 벽 쪽 다리는 바닥에 고정하고, 반대쪽 다리를 교차시켜 벽 쪽에 가깝게 둡니다.
③ 벽 가까운 팔로 벽을 짚고, 반대쪽 팔을 머리 위로 들어 올립니다.
④ 몸을 벽 쪽으로 살짝 기울이며 옆구리와 고관절이 늘어나는 느낌을 느낍니다.
⑤ 20~30초간 자세를 유지합니다.
⑥ 천천히 원래 자세로 돌아옵니다.
⑦ 각 방향으로 5~10회 시행합니다.

● **서서 하는 장경인대 스트레칭** Standing ITB Stretch

골반 옆쪽부터 허리·옆구리까지 이어지는 근육(장경인대, 중둔근, 요방형근 등)을 시원하게 늘려 골반 불균형으로 인한 허리 통증 완화에 도움을 줍니다.

① 한쪽 다리를 교차시켜 반대쪽 다리 바깥쪽에 둡니다.
② 허리를 곧게 세우고 발은 바닥에 안정적으로 고정합니다.
③ 교차한 다리와 반대쪽 팔을 머리 위로 뻗습니다.
④ 팔을 위로 올린 후, 몸을 교차한 다리 쪽으로 기울여 옆구리와 고관절이 늘어나는 것을 느낍니다.
⑤ 20~30초간 자세를 유지하며, 숨을 천천히 내쉬어 근육의 긴장을 풉니다.
⑥ 천천히 몸을 세우고 반대쪽도 같은 방법으로 반복합니다.
⑦ 양쪽 각각 5~10회 시행합니다.

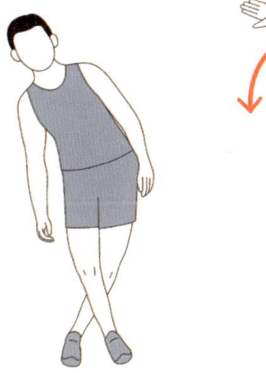
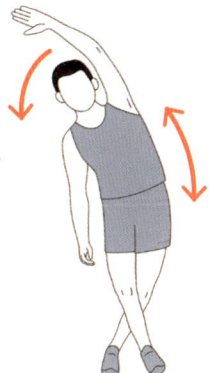

어떻게 골반의 균형을 잡을까요?

골반은 우리 몸 건강의 중심이자 상체와 하체를 연결하는 핵심 부위입니다. 우리 몸의 중심부에 위치한 골반은 전신의 균형과 움직임에 직접적인 영향을 미칩니다.

골반이 비뚤어지면 상체와 하체의 균형이 깨지며 무게 중심이 한쪽으로 쏠리게 됩니다. 그러면 우리 몸은 균형을 맞추기 위해 자연스럽게 다른 부위를 과도하게 사용하게 되고, 그 결과 해당 부위에 염증이나 통증 같은 문제가 발생합니다.

골반의 영향을 가장 크게 받는 부위는 바로 허리입니다. 골반이 기울어지거나 회전되면 척추도 그에 따라 변형이 생기면서 허리 근육과 인대에 긴장을 일으키고, 이 상태가 오래 지속되면 디스크와 같은 구조적 문제로 이어질 수 있습니다.

골반이 한쪽으로 기울어지면서 척추의 측만이나 과도한 전만이 발생하면 허리 위쪽의 목과 어깨의 긴장도를 증가시키면서 두통, 어깨 통증, 목의 뻣뻣함과 같은 증상을 유발할 수도 있습니다. 더 나아가, 골반 정렬이 어긋나면 고관절·무릎·발목의 정렬에도 영향을 미쳐 하지 관절에 과도한 부하가 걸리고, 결과적으로 관절염·무릎 통증·발목 염좌 등의 문제로 이어질 수 있습니다.

사람들이 무심코 하는 '짝다리로 서기', '다리 꼬기' 같은 습관도 한쪽에만 지속적인 압박을 주어 골반을 틀어지게 합니다. 이로 인해 근육이 불균형하게 긴장하고 통증이 발생하면, 결국 전신의 균형에도 악영향을 미치게 됩니다. 따라서 골반에 불균형이 있다면 반드시 균형 회복을 위한 운동이 필요합니다.

서 있는 자세를 떠올려 봅시다. 평평하고 수평이 잘 맞는 땅에서 두 발로 서 있는 데는 별다른 노력이 필요하지 않습니다. 그냥 편하게 서 있으면 됩니다. 중심을 맞추기 위해 몸을 꺾을 필요도, 한쪽으로 기울일 필요도 없습니다.

그러나 경사진 땅 위에 서 있다고 생각해 봅시다. 두 발이 땅에 닿아 있게 하려고 한쪽 무릎을 굽히거나, 몸을 기울이게 됩니다. 평평한 땅에 서 있을 때와는 달리 우리 몸의 일부 근육, 또는 일부 관절이 과하게 힘을 받는 경우가 생깁니다.

이것이 바로 골반의 균형에 따라 몸이 변화하는 과정입니다. 한쪽 다리로 서거나 다리를 꼬는 습관 등으로 인해 골반이 틀어져서 수평이 맞지 않으면 마치 기울어진 땅에 서 있는 것처럼 균형이 맞지 않은 골반 위에 있는 허리·등·목이 보상적으로 변형을 일으키게 됩니다. 결국 이러한 변화가 누적되어 여러 관절의 통증과 구조적 문제로 이어집니다.

숲에 불이 나면 불에 타고 있는 나무를 확인하고 빨리 불을 끄는 것도 중요하지만, 다시 불이 나지 않도록 숲 전체를 관리해야 합니다. 마찬가지로 몸의 통증도 단순히 한 부위의 문제가 아니라 전신의 균형 속에서 바라보아야 합니다. 골반을 중심으로 모든 관절이 연결되어 있음을 기억하고, 몸 전체의 정렬과 균형을 회복하는 관점에서 접근해야 근본적인 치료가 가능합니다.

골반의 균형을 잡기 위해서는 엉덩이 후면 근육을 강화하고, 동시에 골반과 척추를 연결하는 근육이 기능적으로 잘 움직이도록 만드는 것이 중요합니다. 다음은 골반의 균형을 바로잡는 데 효과적인 운동입니다.

> **Dr. 홍의 건강 팁**
>
> 아래 목록에서 두 가지 이상에 해당하면 골반이 틀어지지 않았는지 의심해봐야 합니다.
> · 한쪽 신발 뒤꿈치만 더 빨리 닳는다.
> · 사진 찍으면 한쪽 어깨가 유난히 올라가 있다.
> · 양쪽 다리 길이가 다르게 느껴진다.
> · 오래 서 있으면 허리 또는 한쪽 엉덩이만 아프다.
> · 걸을 때 한쪽 발이 '툭' 앞으로 튀어나가는 느낌이 있다.
> · 앉아 있을 때 자꾸 한쪽으로 몸이 기울거나 기대게 된다.
> · 누워 있을 때 허리가 바닥에 닿는 느낌이 양쪽이 다르다.

● 한 발로 균형 잡고 엉덩이 들어 올리기 Hip Hike/Pelvic Lift

한쪽 다리로 서 있을 때 골반의 수평을 유지하는 능력을 길러주어, 보행 시 자세를 교정하고 골반 불균형을 개선하는 데 매우 효과적입니다.

① 한쪽 무릎을 완전히 편 다리로 계단에 올라섭니다. 반대쪽 다리는 아래 계단에 둡니다.

② 엉덩이 근육에 힘을 주면서 내려가 있던 쪽의 엉덩이와 다리를 위로 들어 올립니다. 이때 허리 뒤쪽 요방형근과 엉덩이 근육(중둔근)이 수축되는 느낌을 느껴봅니다.

주의 ※ 골반을 들어 올릴 때 몸통이 같이 돌아가지 않도록 합니다.

③ 골반이 수평인 상태로 약 20초 유지한 뒤 천천히 내려옵니다.

③ 좌우 각각 5~10회 반복합니다.

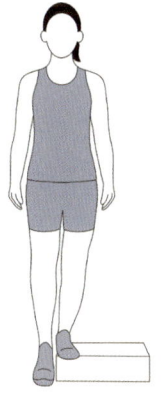 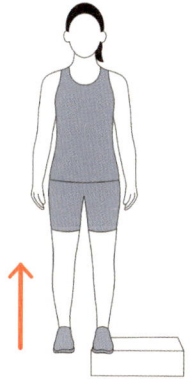

골반 통증의 원인이 천장관절이라고요?

- 허리와 엉치뼈 부근의 통증
- 뻣뻣하거나 자유롭게 움직일 수 없는 골반
- 한쪽 다리에 체중을 실을 때 느껴지는 불편감
- 계단을 오르거나 몸을 비틀 때 엉덩이 또는 골반 쪽으로 느껴지는 통증

이 중 하나라도 해당된다면, 여러분은 지금 '천장관절'에 문제가 있을 가능성이 높습니다. 천장관절은 천골과 장골이 만나는 부위로, 신체의 균형을 유지하고 충격을 흡수하는 중요한 역할을 합니다. 이 관절이 틀어지거나 불안정해지면, 허리·골반의 통증뿐 아니라 엉덩이·허벅지·다리까지 이어지는 불편감이 나타날 수 있습니다.

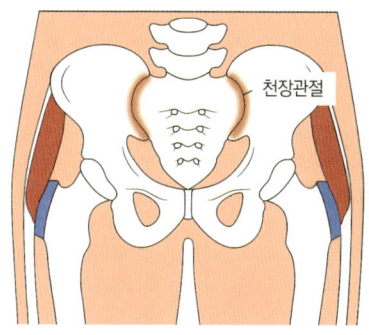

천장관절

    천장관절 통증은 주로 골반과 허리의 불균형에서 비롯됩니다. 특히 좋지 않은 자세로 오래 앉아 있거나 임신·출산 후 인대가 느슨해지면서 손상과 염증이 생기는 경우가 많습니다.

    천장관절에 문제가 있는지 확인할 수 있는 간단한 방법으로 '변형 겐슬렌 테스트'가 있습니다. 다음 자세를 취했을 때 엉치뼈 부근에 통증이 느껴진다면 천장관절 문제를 의심해 볼 수 있습니다.

- **변형 겐슬렌 테스트** Modified Gaenslen's Test

① 침대 가장자리에 등을 대고 눕습니다.

② 한쪽 다리를 침대 위로 쭉 펴서 올려둡니다.

③ 반대쪽 무릎과 허벅지 일부는 침대 아래로 떨어뜨립니다.

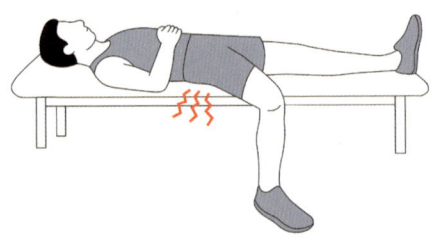

천장관절 주변의 통증, 인대 손상 등의 문제를 해결하기 위해서는 관절의 안정성을 강화하고 주변 근육의 균형을 맞추는 것이 중요합니다. 특히 허벅지 안쪽 근육(내전근)과 엉덩이 근육(둔근)을 함께 강화하면 골반의 앞뒤·좌우 균형을 회복하는 데 도움이 됩니다.

● **브릿지 자세에서 공 조이기** Bridge with Ball Squeeze

허벅지 안쪽 근육(내전근)과 엉덩이 근육을 동시에 강화하여, 골반 안정성 향상 및 천장관절 통증 완화에 도움을 주는 대표적인 운동입니다.

① 바르게 누워 무릎을 세운 자세에서, 무릎 사이에 공(배구공·축구공·농구공 등)을 끼웁니다.

② 무릎 사이에 공을 끼운 채로 천천히 엉덩이를 들어 무릎을 90도로 만듭니다.

③ 엉덩이를 든 상태에서 5~10초 유지하며, 엉덩이와 허벅지 안쪽 근육의 수축을 느껴봅니다.

④ 천천히 엉덩이를 내리고, 10~15회 반복합니다.

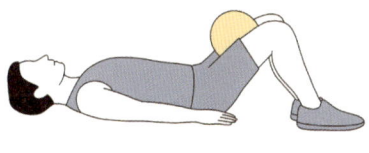

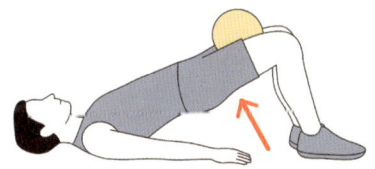

협착증에는
어떤 스트레칭이 좋을까요?

"제 허리는 협착증이라서 치료가 잘 안 된다는데, 어떡하지요?"
"주사를 맞아도 안 되고, 결국 수술을 해야 한다는데요?"

허리 통증으로 내원하는 많은 환자가 이런 고민을 토로합니다. '협착증'은 척추 내 신경이 지나가는 통로가 좁아지면서 신경이 눌려 통증, 저림, 무력감이 허리와 다리까지 이어지는 질환입니다.

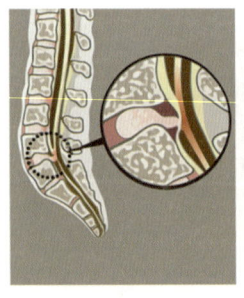
추간판탈출증(디스크)

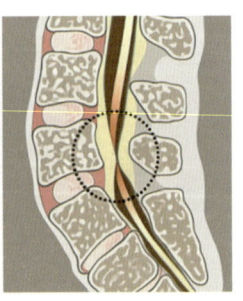
척추관협착증

퇴행성 변화가 심한 협착증은 기존의 약물이나 주사 치료만으로는 효과가 제한적인 경우가 많습니다. 그래서 오랜 기간 증상에 시달리다 결국 수술적 치료를 고민하게 됩니다.

하지만 모든 협착증 환자가 반드시 수술을 해야 하는 것은 아닙니다. 협착증의 진행을 늦추고, 증상을 완화하기 위해서는 엉덩이와 고관절 근육을 강화하고 움직임을 늘리는 것이 매우 중요합니다.

엉덩이와 고관절 근육은 허리와 하체를 연결하면서 척추에 가해지는 압력을 분산시키는 데 중요한 역할을 합니다. 만약 이 근육들이 약해지면 하체와 허리의 균형이 깨지면서 척추에 압력과 외력이 집중됩니다. 허리에 구조적 손상이 없다면 어느 정도 버틸 수 있지만, 이미 디스크 퇴행성 변화나 코어 근력 약화 문제가 있다면 이러한 불균형이 결국 척추관 협착증으로 이어질 가능성이 높아집니다.

협착증을 이겨내기 위해서는 허리·엉덩이·골반·고관절이 유기적으로 움직이도록 하는 것이 핵심입니다.

- **힙 힌지 운동** Hip Hinge Exercise

힙 힌지 운동은 엉덩이와 허벅지 근육(햄스트링)을 강화하고, 고관절의 움직임을 개선하며, 허리에 가해지는 스트레스를 줄여줍니다.

① 다리를 골반 너비로 벌리고 곧게 선 자세에서 무릎을 약간 굽힙니다.
② 엉덩이를 뒤로 밀어내며 상체를 천천히 앞으로 숙입니다.
③ 엉덩이와 허벅지 뒤쪽이 당기거나 긴장되는 느낌이 들면, 천천히 원래 자세로 돌아옵니다.
④ 10~12회 반복합니다.

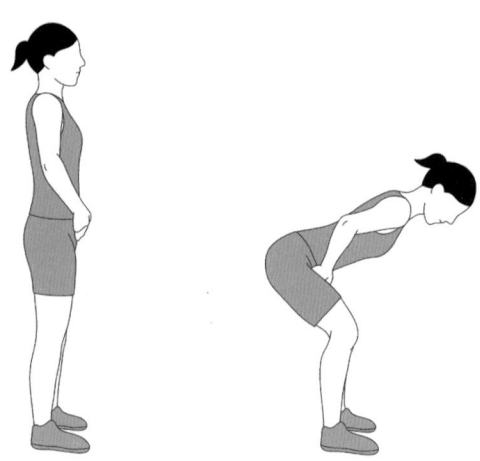

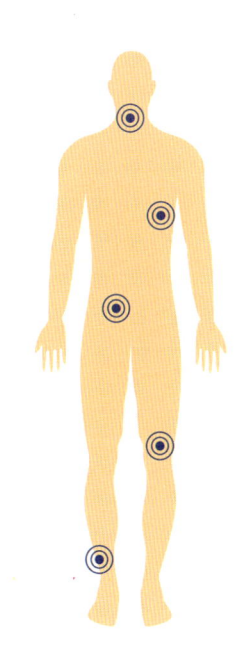

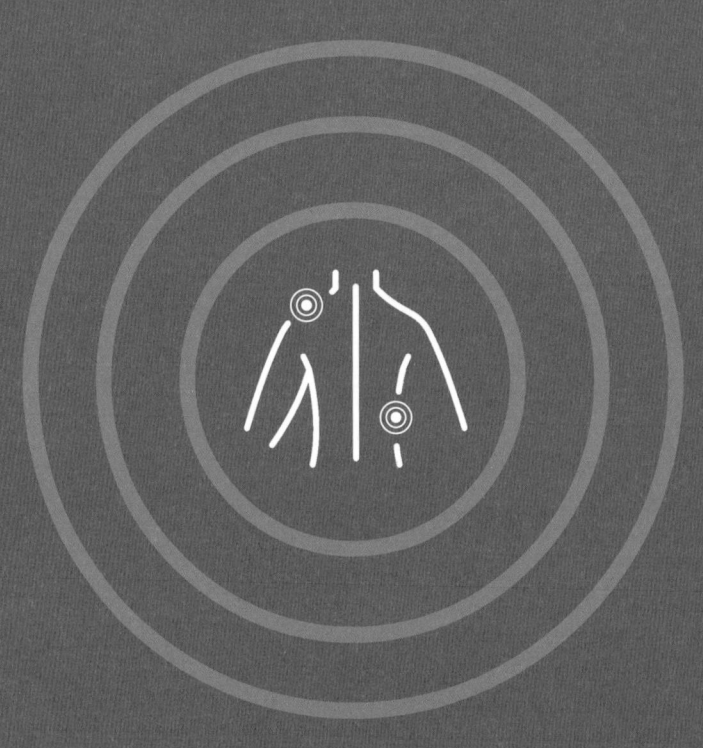

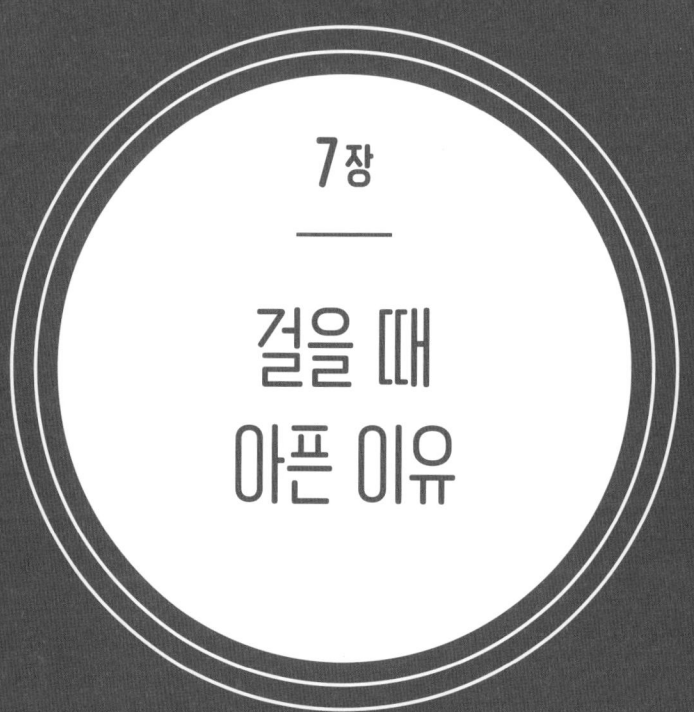

7장

걸을 때 아픈 이유

무릎은 왜 쉽게
아픈 걸까요?

　무릎 관절은 신체 부위 중에서도 안정성이 낮은 관절입니다. 무릎 관절을 감싸는 근육의 두께는 고관절이나 어깨 관절에 비해 얇고, 관절 결합도도 낮기 때문입니다. 그래서 무릎은 주변 구조물, 특히 연골판·인대·근육에 대한 의존도가 매우 높습니다. 이러한 구조물 중 어느 하나라도 손상되면 무릎의 균형이 깨지고, 통증과 다양한 문제가 발생합니다.

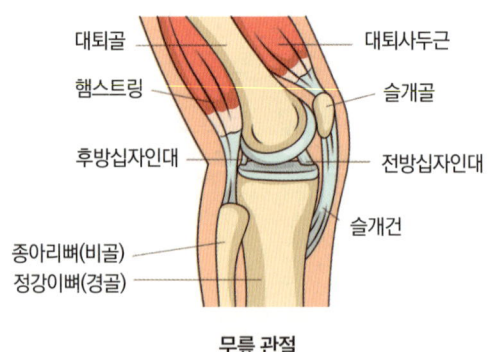

무릎 관절

근육을 많이 사용하면 근육이 뼈에 붙는 부위에 염증이 생기는 힘줄염이 발생할 수 있습니다. 쪼그려 앉는 자세처럼 무릎 관절 내부 압력을 높이는 자세나 동작을 오래 지속하면 연골판 손상이 생길 수 있습니다. 그리고 무릎이 손상된 상태로 오랜 시간이 지나면 인대 손상, 무릎 연골의 퇴행성 관절염 같은 문제도 생길 수 있습니다.

결국, 무릎 통증을 이겨내기 위해 가장 중요한 것은 무릎의 안정성을 유지하는 것입니다. 무릎이 불안정하면 연골이 손상되기 쉬운데, 연골은 한 번 닳으면 재생이 어렵기 때문입니다. 한 번 퇴화하면 다시는 되돌릴 수 없으니 미리 예방하는 것이 무엇보다 중요합니다. 이번 장에서는 무릎의 통증을 예방하고, 퇴행성 관절염으로부터 자유로워질 수 있는 운동법을 소개하겠습니다.

"어디 다친 적도 없는데, 오래 앉아 있다 일어나면 무릎이 아파요. 걷다 보면 괜찮아지는데, 조금만 무리해도 무릎 뒤쪽까지 아파요."

젊은 분들은 이런 증상을 대수롭지 않게 넘기지만, 50대만 되어도 "벌써 관절염이 온 걸까?" 하는 불안을 호소하는 경우가 많습니다. 물론 사람마다 그 원인은 조금씩 다르겠지만, 이런 통증은 대부분 힘줄에 염증이 생겼을 때 나타납니다.

외상에 의한 문제가 아니라면 대부분 무릎 통증은 오랜 기간 무릎에 반복적으로 충격이 누적되면서 생기는 것입니다. 보통은 무릎의 뼈와 근육을 연결해주는 '힘줄'에 염증이 생깁니다.

무릎은 수축과 이완을 반복하며 몸의 움직임을 만들어내는 조직입니다. 이 힘줄이 회복할 시간도 없이 과도하게 사용되면 미세한 손상이 발생하고, 부기와 통증이 나타납니다. 특히 혈액순환이 원활하지 않은 뼈 부착 부위에서 자주 발생하고, 힘줄에 염증이 생기면 그 부위에 힘이 제대로 전달되지 않아 결국 움직임이 제한됩니다.

무릎 통증의 원인이 되는 주요 힘줄은 다음 네 가지입니다.

- 대퇴사두건: 슬개골 위쪽, 허벅지 앞 근육과 연결
- 슬개건: 슬개골 아래쪽, 무릎 앞을 지지
- 거위발건: 무릎 안쪽 아래에서 시작해 뒤로 이어짐
- 장경인대: 골반에서 무릎 바깥쪽을 지나 경골로 이어짐

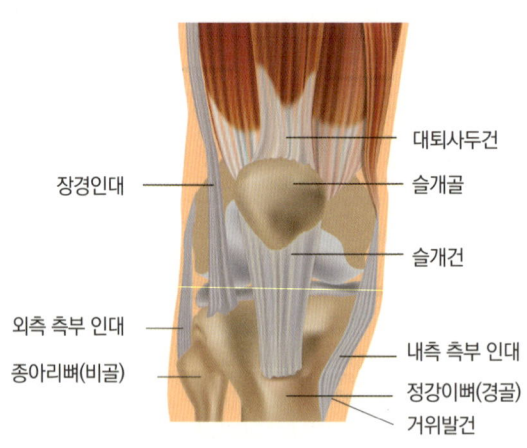

무릎의 주요 힘줄

이들 힘줄은 어떤 동작을 자주 하느냐에 따라 염증이 생기는 위치가 달라집니다. 예를 들어, 대퇴사두건은 달리기나 점프처럼 격렬한 운동을 할 때 문제가 생기기 쉽고, 슬개건은 등산이나 스쿼트 운동을 할 때 문제가 생기기 쉽습니다. 거위발건의 염증은 좌식 생활이 길거나 장시간 서 있는 직업을 가진 분들에게서 잘 발생합니다. 장경인대는 잘못된 러닝 자세나 갑작스러운 운동량 증가 시 문제가 생기기 쉽습니다.

무릎 힘줄염의 주된 원인은 대부분 과도한 사용입니다. 따라서 치료 초기에 가장 중요한 것은 적절한 휴식입니다. 하지만 현실적으로 완전한 휴식은 어렵습니다. 그래서 통증이 약해졌을 때는 가벼운 스트레칭과 근력운동을 병행해야 합니다. 단, 통증을 억지로 참으며 운동하는 것은 절대 금물입니다.

가장 중요한 것은 균형 잡힌 관리입니다. 통증이 있을 때는 달리기처럼 무릎에 부하를 주는 격한 운동은 피하고, 대신 매일 무릎 주변 근육을 부드럽게 이완시키는 스트레칭을 꾸준히 하는 것이 좋습니다. 그래야 힘줄염의 재발을 막고 무릎을 건강하게 유지할 수 있습니다. 다음은 무릎 주변 힘줄염에 도움이 되는 스트레칭입니다.

● **햄스트링 스트레칭** Hamstring Stretch

뻣뻣한 허벅지 뒤쪽 근육(햄스트링)을 이완시켜, 무릎 관절에 가해지는 과도한 압력과 긴장을 줄여줍니다.

① 의자나 바닥에 앉아 한쪽 다리를 곧게 펴고 반대쪽 다리는 안쪽으로 구부립니다.
② 펴진 다리 쪽으로 몸을 천천히 숙이며 발끝을 잡으려 노력합니다.
③ 허벅지 뒤쪽이 당기는 느낌이 들면 멈추고 15~30초 유지합니다.
④ 반대쪽도 같은 방법으로 시행합니다.

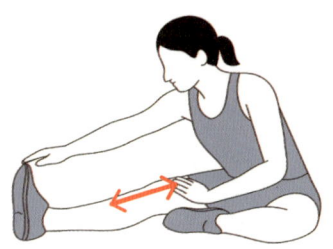

● **대퇴사두근 스트레칭** Quadriceps Stretch

짧아지기 쉬운 허벅지 앞쪽 근육을 효과적으로 늘려주어, 무릎뼈(슬개골)에 가해지는 압박을 줄이고 통증을 완화합니다.

① 벽이나 의자를 잡고 한쪽 다리로 서서 균형을 잡습니다.

② 반대쪽 발목을 잡아 엉덩이 쪽으로 천천히 당깁니다.

③ 허벅지 앞쪽이 당기는 느낌이 들면 15~30초 유지합니다.

④ 반대쪽도 같은 방법으로 시행합니다.

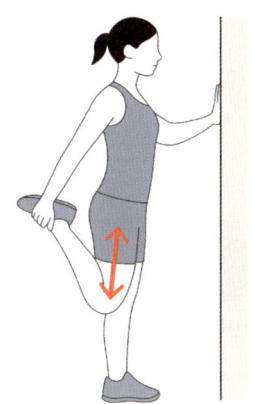

• 누워서 장경인대 스트레칭 Supine ITB Band Stretch

허벅지 바깥쪽의 단단한 장경인대를 이완시켜, 무릎 바깥쪽 통증과 마찰을 줄이는 데 도움을 줍니다.

① 바닥에 누워 한쪽 다리를 위로 쭉 뻗습니다.
② 반대쪽 손으로 들어 올린 다리의 무릎이나 종아리를 잡습니다.
③ 다리를 몸 반대 방향으로 천천히 당겨 허벅지 바깥쪽과 장경인대를 늘립니다.
④ 어깨와 골반은 바닥에 고정한 채, 15~30초간 자세를 유지합니다.
⑤ 반대쪽 다리도 같은 방법으로 반복합니다.

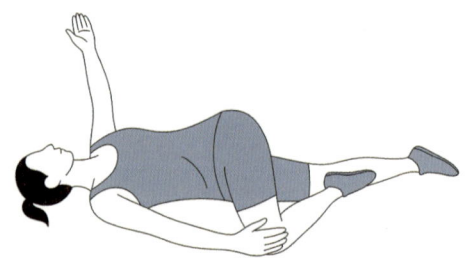

퇴행성 관절염도
나아질 수 있나요?

"다른 병원에서 퇴행성으로 인해 연골이 많이 닳았다는데, 주사 맞고 약을 먹으면 연골이 원래대로 회복이 되나요?"

"엑스레이에서 퇴행성 관절염 3기라는데 꼭 수술해야 하나요?"

무릎 통증으로 내원하는 환자분들이 많이 하는 질문들입니다. 하루에 수십 번씩 듣기도 합니다. 그만큼 퇴행성 관절염은 많은 분이 걱정하는 질환입니다. 연골이 닳아 생기는 병이라 '회복이 불가능하다', '결국 인공관절 수술을 해야 한다'고 생각하지만, 꼭 그렇지는 않습니다.

아픈 정도와 엑스레이에서 보이는 퇴행성 관절염의 정도가 다른 경우도 많습니다. 실제로 엑스레이에서는 관절염이 심해 보여도 통증이 거의 없는 경우가 있고, 반대로 관절염의 정도는 경미하지만 통증이 심한 경우도 많습니다. 그러면 이런 차이는 어디서 생기는 것일까요? 바로 허벅지 앞쪽에 있는 대퇴사두근과 엉덩이 근육(둔근)의 힘에서 비롯됩니다.

대퇴사두근은 무릎 앞쪽에서 관절을 안정화하고 무릎을 굽히거나 펴는 데 중요한 역할을 합니다. 이 근육이 약해지면 무릎으로 가해지는 충격을 흡수하지 못하면서 연골과 뼈에 직접적인 스트레스가 가해지고, 퇴행성 관절염이 더욱 심해질 수 있습니다.

또한 엉덩이 근육(둔근)은 골반과 허벅지를 연결하며, 걷거나 앉았다 일어서기 같은 일상 동작에서 무릎과 고관절의 안정성을 유지합니다. 이 근육이 약해지면 보행 패턴이 변하면서 무릎에 비정상적인 압력이 가해지고, 퇴행성 관절염 증상이 심해질 수 있습니다.

따라서 퇴행성 관절염이 있다고 해서 수술을 해야 하는지 고민하기보다는, 병원에서의 치료로 통증을 조절하면서 대퇴사두근과 엉덩이 근육을 단련하는 운동을 꾸준히 하는 것이 훨씬 중요합니다. 이런 노력이 분명히 관절의 기능과 통증 개선에 의미 있는 변화를 만들어 낼 것입니다. 다음은 퇴행성 관절염이 있을 때 큰 도움이 되는 운동 방법입니다.

● 월 싯 Wall Sit

대퇴사두근을 고정한 상태에서 강화하며 관절에 무리 없이 근력을 키울 수 있습니다.

① 벽에 등을 대고 서서 발을 어깨너비로 벌립니다.
② 벽을 따라 천천히 내려가며 무릎을 약 90도로 굽혀 앉는 자세를 만듭니다.
③ 허리와 어깨를 벽에 붙이고 10~30초간 유지한 뒤 천천히 일어섭니다.
④ 2~3세트를 반복합니다.

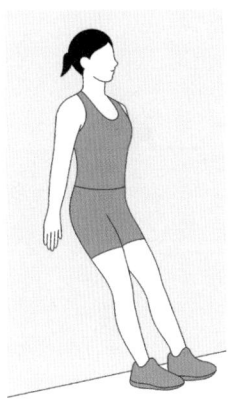
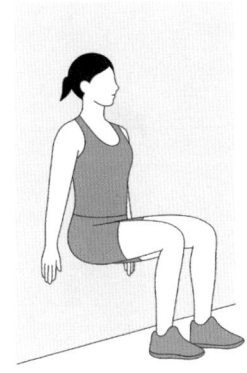

• 스텝 다운 운동 Step-Down Exercise

대퇴사두근과 엉덩이 근육을 함께 강화하여, 계단 오르내리기처럼 실생활 동작의 기능을 개선합니다. 무릎 관절에 지나친 충격을 주지 않으면서 근력을 키울 수 있습니다.

① 낮은 계단(10~15cm 높이) 앞에 서서 한 발을 계단 위에 올립니다.
② 상체를 곧게 세우고, 계단 위의 다리로 무릎을 구부려 뒷다리를 천천히 아래쪽 바닥으로 내립니다.
③ 계단 위에 있는 다리로 힘을 주어 원래 자세로 돌아옵니다.
④ 각 다리로 10회씩 3세트 반복합니다.

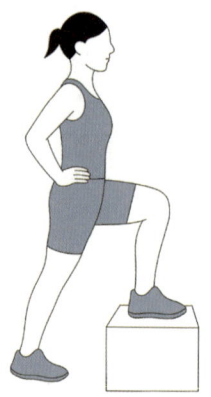
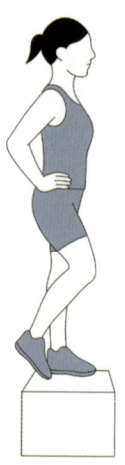

연골판 파열은 무조건 수술해야 할까요?

무릎 관절의 안쪽과 바깥쪽에 하나씩 위치한 반월상 연골판은 무릎 관절의 안정성을 높이고, 충격을 흡수하며, 체중을 고루 분산하는 역할을 합니다. 그런데 연골판은 운동 중 갑작스러운 방향 전환이나 비틀림, 과도하게 쪼그려 앉는 자세, 반복적인 충격, 그리고 노화로 인한 퇴행성 변화 등으로 인해 쉽게 손상될 수 있습니다.

"무릎이 아파서 다른 병원에서 MRI를 찍었는데 수술해야 한대요. 아직 심하게 아프진 않은데 꼭 수술해야 하나요?"

"연골판은 한 번 찢어지면 재생이 안 된다고 하는데, 무조건 수술받아야 하나요?"

연골판 파열 진단을 받은 많은 분이 이렇게 수술 여부를 걱정하며 내원하십니다. 물론 연골판이 심하게 손상되어 무릎이 펴지지 않거나 통증이 극심한 경우에는 수술적 치료가 필요할 수 있습니다. 그러나 대부분은 수술 없이도 약물치료와 물리치료만으로도 상태가 호전될 수 있습니다.

실제로 연골판이 파열되었어도 적절한 관리를 통해 일상생활에서 문제없이 지내는 사례가 많습니다. 미국 스포츠의학회(ACSM)의 연구에 따르면, 적절한 근력운동과 관리를 통해 연골판 손상 환자의 80% 이상이 수술 없이도 일상생활로 복귀했다고 합니다.

연골판 손상이 있었다면 허벅지와 무릎 주변 근육을 강화하는 운동을 꾸준히 이어가는 것이 중요합니다. 급성기에는 충분히 쉬며 염증과 통증을 조절하는 것이 우선이고, 통증이 가라앉는 시기부터는 무리하지 않는 범위에서 근력운동을 시작해야 합니다.

앞서 소개한 스트레칭과 가벼운 근력운동을 우선 시작해보세요. 그리고 무릎에 크게 무리가 가지 않고 통증이 없다면 다음 운동을 통해 무릎 주변 근육과 허벅지 근육을 강화해서 건강한 무릎을 만들어 가시길 바랍니다.

● **시계 운동** Clock Exercise

한 발로 균형을 잡는 동안 무릎의 안정성을 유지하는 능력을 길러, 갑작스러운 방향 전환 시 무릎을 보호하는 데 도움을 줍니다.

① 발을 엉덩이 너비로 벌리고 똑바로 섭니다.
② 한쪽 다리에 체중을 실어 균형을 잡습니다.
③ 체중을 실은 다리의 무릎을 살짝 굽히고 엉덩이를 뒤로 내립니다.
④ 공중에 든 다리를 시계 방향으로 움직입니다. 12시부터 시작해 한 번에 한 시간씩 발을 뻗습니다. 발끝을 뻗는 위치에서 잠시 멈춰 균형을 유지하고, 처음 자세로 돌아갔다가 1시간 뒤로 발을 뻗습니다.
⑤ 반대쪽 다리로 동일한 과정을 반복합니다.

주의 ※ 움직일 때 몸의 중심이 흔들리지 않도록 주의합니다.

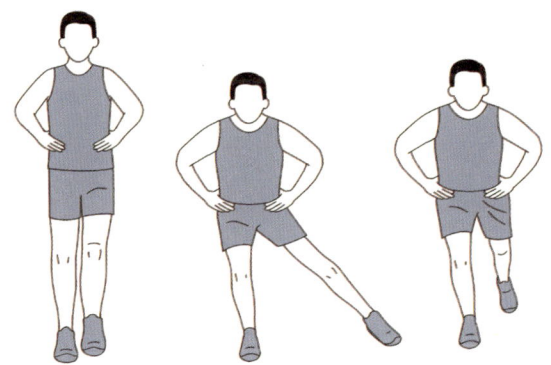

● 스케이터 스쿼트 Skater Squat

이 운동은 엉덩이 근육과 하체의 안정성을 강화하며, 균형 감각과 신경 근육 조절을 향상하는 데 도움을 줍니다.

① 한쪽 다리로 균형을 잡고 섭니다. 공중에 뜬 다리의 무릎을 굽혀 발을 몸 뒤쪽으로 위치시킵니다.

② 상체와 엉덩이를 정렬된 상태로 유지하면서 엉덩이를 축으로 상체를 앞으로 기울입니다.

주의 ※ 상체가 과도하게 구부러지지 않도록 엉덩이를 중심으로 움직임을 조절합니다.

③ 공중에 뜬 다리의 무릎을 천천히 바닥 방향으로 내립니다. 무릎이 바닥에 닿기 전 자세를 유지합니다.

주의 ※ 거리 조절을 위해 부드러운 패드를 사용할 수 있습니다.

④ 손에 가벼운 아령이나 원판을 들고 앞으로 뻗으면 균형을 잡는 데 도움이 됩니다.

⑤ 동일한 과정을 반대쪽 다리로 수행합니다.

주의 ※ 움직임이 부드럽고 느리게 진행되도록 하며, 통증이 느껴지면 중단합니다.

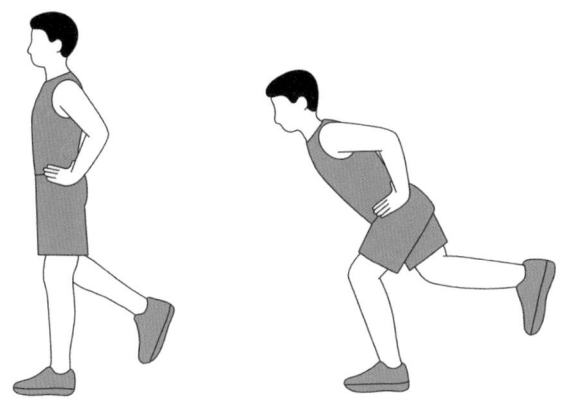

한 번 삔 발목,
왜 계속 아플까요?

정형외과에는 퇴행성 관절염으로 무릎이 아파서 오는 분이 더 많을까요, 아니면 발목 통증으로 오는 분이 더 많을까요? 병원마다 조금씩 다를 수는 있겠지만, 대부분 병원에서는 무릎 통증 환자가 훨씬 많습니다. 무릎이나 발목이나 똑같이 체중을 지탱하는 관절이지만, 무릎보다 훨씬 작은 발목은 오히려 퇴행성 관절염 발생 빈도가 낮습니다.

그 이유는 바로 발목의 안정된 구조 때문입니다. 발목은 경골과 비골 사이에 거골이 끼어 들어가 있는 구조로, 주된 운동 범위가 신전(dorsiflexion)과 굴곡(plantarflexion) 같은 특정 방향으로 제한되어 있습니다. 즉, 과도한 회전이나 비틀림이 일어나기 어렵기 때문에 손상 위험이 상대적으로 낮습니다. 그리고 발목 관절은 연골의 접촉면이 넓고 체중 부하가 고르게 분산되는 구조입니다. 덕분에 특정 부위에만 압력이 집중되지 않아 퇴행성 변화가 덜합니다.

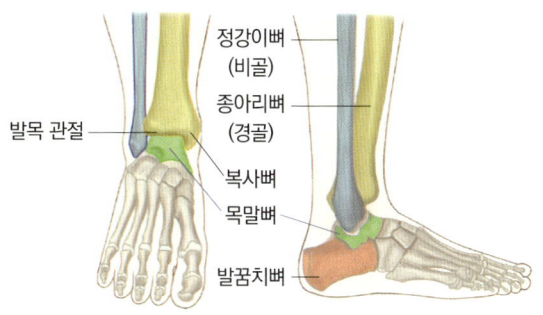

발목의 구조

하지만 이렇게 안정적인 관절이라도 삐거나 다쳐 손상되면 이야기가 달라집니다. 발목 관절은 체중을 지탱하고 충격을 흡수하며 일상생활에서 방향 전환까지 담당하는 관절입니다. 그런 발목이 한 번 손상되어 불안정해지면, 자꾸 삐고 통증이 반복되는 만성 불안정성으로 이어질 수 있습니다. 따라서 발목 인대 부분에 손상을 입었다면 통증이 사라졌다고 해서 끝이 아닙니다. 원래의 기능을 회복하고 추가적인 손상을 막기 위해서 발목 주변 근육 강화 운동을 꾸준히 해주어야 합니다.

발목뿐만 아니라 발도 우리 신체 전반에 걸쳐 매우 중요한 역할을 합니다. 발은 체중을 지탱하고 걷기, 뛰기 같이 모든 움직임의 출발점입니다. 그래서 발에서 생긴 통증은 단순히 발 자체의 문제에 그치지 않고 무릎, 허리, 심지어 척추까지 영향을 미칠 수 있습니다. 이런 발의 건강을 위해 가장 중요한 것은 바로 유연성과 근력을 강화하는 운동입니다. 발은 26개의 뼈, 33개의 관절, 그리고 그 사이를 연결하는 수많은 근육과 인대로 이루어진 정교한 구조 덕분에 충격을 흡수하고 균형을 유지할 수 있습니다. 하지만 발의 유연성과 근력이 약해지면 이런 기능들이 제대로 작동하지 못하면서 손상 위험이 커집니다. 지금부터 발목과 발에 자주 생기는 질환과 그에 도움이 되는 운동 방법을 소개하겠습니다.

발목을 삐어본 경험은 누구나 한 번씩 있을 것입니다. 발목 바깥쪽에 있는 전거비인대(Anterior Talofibular Ligament)는 구조적으로 약하기 때문에 발을 헛디디거나 착지를 잘못하면 쉽게 늘어나거나 찢어집니다. 생각보다 많이, 자주 일어나는 손상이지만 별다른 치료를 하지 않고 그냥 통증만 조절하면서 지내도 빠르게 좋아지는 경우가 많아서 다시 발목을 심하게 다치지 않는 이상 이전에 발목을 삐었다는 기억도 하지 못하는 경우가 많습니다.

그러나 만성적인 발목 통증으로 내원하는 환자분 중에는 손상된 발목을 완전히 치료받지 않고 내버려 두었다가 통증이 심해진 경우가 많습니다. 살짝 삔 발목 염좌를 제대로 치료하지 않으면 인대가 불완전하게 붙어 만성 불안정성으로 남게 되는 것입니다. 그렇게 발목을 쉽게, 자주 삐면서 인대가 더 파열되거나 연골에 자극과 손상을 주면서 관절염이 생깁니다.

발목을 삐었을 때, 다친 지 얼마 되지 않아서 부기와 통증이 있는 초기 단계라면 손상된 발목 부위의 염증과 부종을 줄이기 위해 RICE 요법으로 염증과 부기를 줄여야 합니다.

<RICE 요법>

- Rest(휴식): 다친 부위를 쉬게 합니다.
- Ice(냉찜질): 하루 3~4회, 15~20분씩 찜질합니다.
- Compression(압박): 붕대나 테이핑으로 부종을 방지합니다.
- Elevation (거상): 다리를 심장보다 높이 올려 부기를 줄입니다.

주의 ※ 필요에 따라 보조기나 테이핑을 사용해 손상 부위가 과도하게 움직이지 않도록 합니다.

통증이 가라앉았다고 바로 운동을 시작하면 오히려 재손상의 위험이 있습니다. 그래서 기초부터 탄탄하게 만드는 재활 운동이 필수입니다. 그중에서도 발목의 근력을 강화하고 균형을 개선하는 운동과 함께 발목의 위치 감각과 균형 유지 능력을 향상시키기 위한 고유수용감각을 유지하는 운동을 병행하는 것이 중요합니다.

- **저항 밴드를 이용한 발목 강화 운동** 4-Way Ankle Exercise with Band

발목을 움직이는 모든 방향의 근육을 골고루 강화하여, 발목의 안정성을 높이고 염좌(삐끗함)를 예방하는 데 매우 효과적입니다.

① 바닥에 앉아 다리를 쭉 뻗고 허리를 곧게 세웁니다.

② 밴드 한쪽 끝을 발에 걸고, 다른 쪽을 손으로 잡아 적당히 당기며 긴장을 유지합니다.

③ 발목 굴곡(Flexion): 발가락을 몸 반대 방향으로 밀어내듯 발목을 폅니다. 천천히 원래 자리로 돌아옵니다.

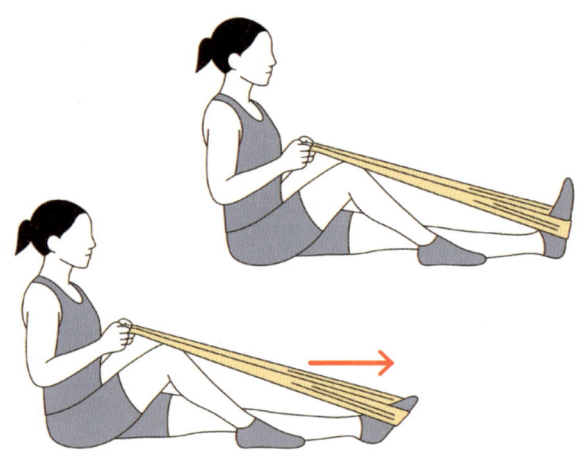

④ 발목 신전(Extension): 발가락을 몸쪽으로 당기듯 발목을 구부립니다. 천천히 원래 자세로 돌아옵니다.

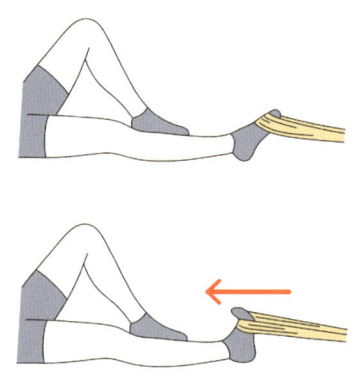

⑤ 발목 외반(Eversion): 발바닥의 바깥쪽이 올라가도록 발목을 바깥쪽으로 움직입니다. 천천히 원래 자세로 돌아옵니다.

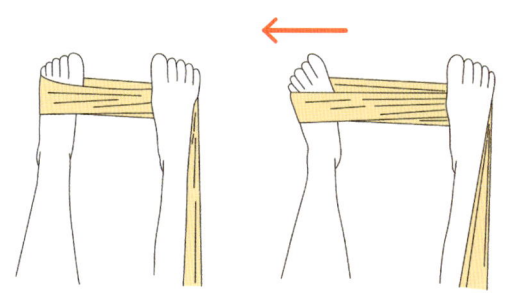

⑥ 발목 내반(Inversion): 발바닥의 안쪽이 올라가도록 발목을 안쪽으로 움직입니다. 천천히 원래 자세로 돌아옵니다

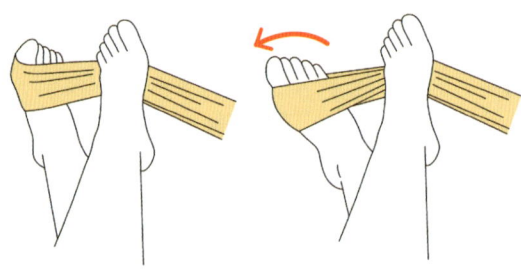

⑦ 각 방향으로 10~15회씩 반복합니다. 세트당 2~3회씩 진행하며, 점차 강도를 높입니다.

- **발목 균형 잡기 연습(발목 안정성 강화)** Single-Leg Balance

　이 운동은 발목의 고유수용성감각을 향상시키고, 발목의 안정성을 강화하는 데 도움을 줍니다. 균형을 잡기 어려울 때는 벽이나 의자가 옆에 있으면 도움이 됩니다.

초급

① 벽이나 의자를 잡고 섭니다.

② 지지하는 발을 바닥에 안정적으로 위치시키고, 몸의 중심을 발목 위에 둡니다.

③ 한쪽 발을 들어 올립니다.

④ 약 10초 균형을 유지합니다.

⑤ 좌우 2~3회 반복합니다.

중급

① 벽을 잡지 않고 지지하는 발을 바닥에 안정적으로 위치시키고, 몸의 중심을 발목 위에 둡니다.

② 한쪽 발을 들어 올립니다.

③ 중심이 흐트러지지 않도록 노력하며, 약 20초 균형을 유지합니다.

④ 좌우 2~3회 반복합니다.

고급

① 벽을 잡지 않고 지지하는 발을 바닥 또는 쿠션 위에 안정적으로 위치시킵니다. 몸의 중심을 발목 위에 둡니다.
② 한쪽 발을 들어 올립니다.
③ 중심이 흐트러지지 않도록 노력하며, 약 30초~1분 정도 균형을 유지합니다.
④ 좌우 2~3회 반복합니다.

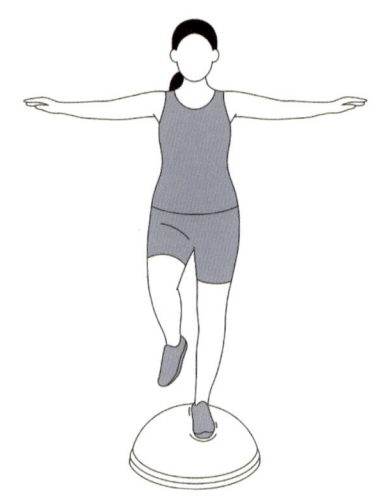

발목에도
관절염이 생긴다고요?

관절염이라고 하면 주로 무릎이나 손가락의 질환을 떠올립니다. 그런데 발목에도 관절염이 발생합니다.

발목은 안정적인 구조를 가진 관절이지만, 무릎보다 크기가 작고 연골 두께가 약 1㎜ 정도로 얇습니다. (무릎 연골은 3~5㎜ 정도입니다.) 그래서 발목을 삐거나 골절 등의 외상을 입었을 때 적절한 치료와 재활을 하지 않으면 발목 연골의 손상과 관절염이 발생할 수 있습니다.

발목 관절염의 주요 증상으로는 관절 부위의 통증, 부종, 뻣뻣함, 보행의 어려움 등이 있습니다. 발목 관절염은 무릎이나 손가락 관절염보다는 적게 발생하지만, 한 번 발생하면 지속적인 체중 부하 때문에 회복이 쉽지 않습니다. 자칫 만성적인 통증으로 발전할 수 있어서 평소 관리가 매우 중요합니다.

발목 관절염의 원인은 크게 두 가지로 나눌 수 있습니다. 하나는 인대나 연골 손상 등 발목 자체의 국소적인 문제이고, 다른 하나는 평발이나 높은 아치, 다리 길이의 차이, 잘못된 보행 자세처럼 체형과 정렬의 불균형입니다. 이러한 요인들은 발목 관절에 불균형한 하중을 가해 결국 연골 손상과 염증을 유발하게 됩니다.

그래서 발목 관절의 운동 범위를 조금씩 늘리는 스트레칭뿐만 아니라, 발목부터 무릎까지 이어지는 종아리 근육의 긴장을 풀어주는 것이 중요합니다. 이 두 가지가 함께 이루어져야 관절의 안정성을 높이고 불균형한 하중 부하를 조절하게 되어 발목 관절염에 도움이 될 수 있습니다.

발목 가동 범위 늘리기 운동

● **숫자 그리기 운동** Ankle Number Drawing Exercise

발목 관절의 유연성과 가동 범위를 늘리는 데 매우 효과적이며, 간단한 동작으로 어디서든 할 수 있습니다.

① 의자나 바닥에 앉아 다리를 편안히 뻗습니다.
② 다리 전체가 움직이지 않도록 허벅지를 고정합니다.
③ 한쪽 발을 사용하여 공중에 숫자를 그리듯 발목을 부드럽게 움직입니다.
④ 1부터 9까지 천천히 그립니다.
⑤ 반대쪽 발목도 같은 방법으로 2~3회 반복합니다.

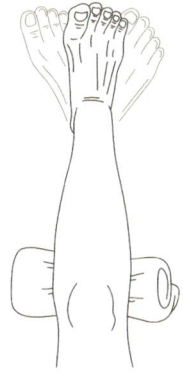

● **종아리 스트레칭** Calf&Achilles Stretch

이 운동은 발목, 무릎 주변의 긴장을 완화하고, 종아리 근육을 늘려 발목 관절의 안정성을 높이며, 불균형한 하중 부하를 조절해 발목 관절염에 도움이 됩니다.

① 벽 앞에 서서 두 손을 벽에 대고 체중을 지탱합니다.
② 한쪽 발을 앞에 두고, 다른 발은 뒤로 멀리 뻗습니다.
③ 뒤쪽 다리 스트레칭(비복근 스트레칭): 뒤로 뻗은 다리의 발바닥을 바닥에 붙이고 무릎을 곧게 펴, 종아리의 당김을 느낍니다.
④ 앞쪽 다리 굽히기(가자미근 스트레칭): 앞쪽 무릎을 천천히 굽혀 몸을 앞으로 기울입니다.
⑤ 15~30초간 유지한 뒤 천천히 돌아옵니다.
⑥ 반대쪽도 같은 방법으로 2~3회 반복합니다.

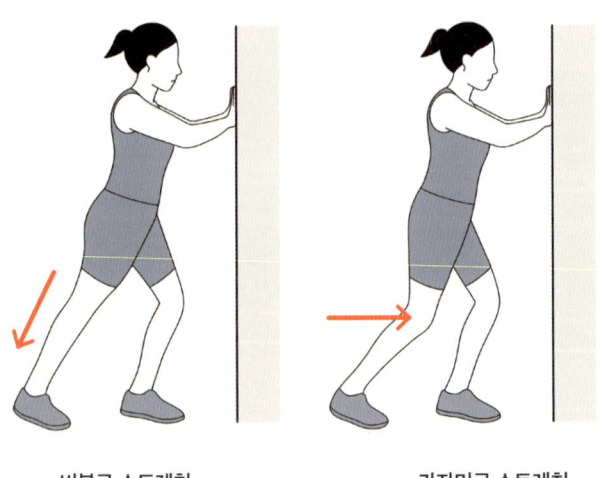

비복근 스트레칭 　　　　　 가자미근 스트레칭

아킬레스건은
어떻게 관리하나요?

최근 러닝 인구가 늘면서 발뒤꿈치나 종아리 부위의 통증으로 병원을 찾는 분들이 많습니다. 발뒤꿈치와 종아리가 아프다면, 어디에 문제가 있을까요? 바로 '아킬레스건'입니다.

아킬레스건은 종아리 근육이 발꿈치뼈에 연결되는 부위의 힘줄입니다. '아킬레스건염'은 이 부위에 염증이 발생하는 것입니다. 아킬레스건은 우리 몸에서 가장 강한 부하를 받는 힘줄 중 하나입니다. 달리기, 축구, 농구 등 강도 높은 운동을 할 때, 운동량을 갑자기 늘렸을 때, 불편한 신발을 오래 착용했을 때 이 부위에 미세한 손상이 반복되면서 염증이 생길 수 있습니다.

초기에는 운동 후 발뒤꿈치 주변이 약간 붓거나 통증이 느껴지는 정도지만, 염증이 지속되면 발목 관절이 굳고, 보행이나 운동 시에도 지속적인 불편감을 주게 됩니다. 아킬레스건염이 생겼다면 염증을 가라앉히고 손상된 조직의 회복에 집중해야 합니다. 초기에는 활동을 줄이고, 휴식을 취하며 냉찜질로 염증을 완화하고, 필요하면 진통소염제 같은 약물을 사용하기도 합니다. 이런 방법으로 증상이 안정되면 재발을 막기 위한 관리 단계로 넘어가야 합니다. 이때는 발바닥과 종아리를 부드럽게 늘려주는 스트레칭과 근력을 강화하는 편심성 운동(Eccentric exercise)을 반드시 해야 합니다. 그리고 무리하지 않는 범위 내에서 조금씩 강도를 높여서 운동한다면, 통증 없이 오래 운동할 수 있는 건강한 아킬레스건을 만들 수 있습니다.

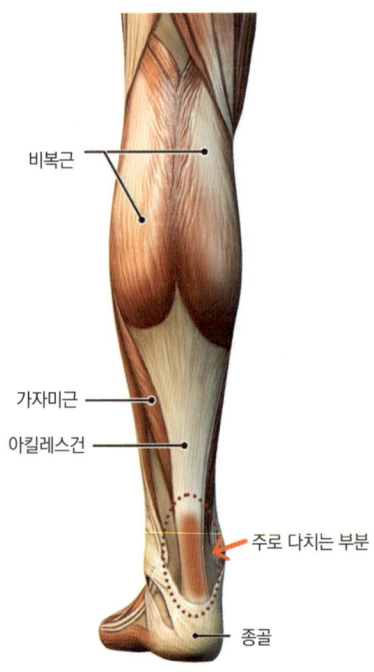

아킬레스건과 주로 다치는 부분

● **아킬레스건 스트레칭**

아킬레스건의 유연성을 높이고 긴장을 완화해서 부상 예방과 통증 완화에 도움이 됩니다.

① 벽을 마주 보고 두 손을 가볍게 짚습니다.

② 한쪽 다리를 앞으로 내밀고, 스트레칭할 다리는 뒤로 멀리 뻗습니다.

③ 뒤로 뻗은 다리의 발뒤꿈치를 바닥에 단단히 고정하고 무릎을 곧게 폅니다.

④ 상체를 천천히 앞으로 기울이면서 아킬레스건과 종아리 근육이 늘어나는 느낌을 느낍니다.

⑤ 20~30초간 자세를 유지한 뒤, 반대쪽 다리도 동일하게 실시합니다.

⑥ 양쪽 다리를 번갈아 2~3회 반복합니다.

tip 스트레칭 강도를 높이고 싶다면 뒷다리를 조금 더 뒤로 뻗거나, 앞다리를 더 깊게 굽힙니다. 통증이 느껴지지 않도록 조심하며 수행합니다.

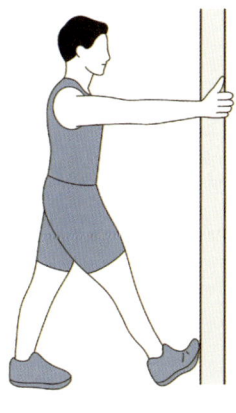 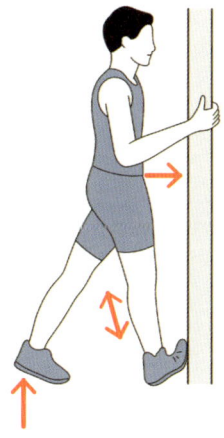

● **카프 레이즈** Calf Raise

아킬레스건과 종아리 근육을 강화하고 회복력을 높이는 대표적인 편심성 운동입니다. 근육이 늘어나면서 버티는 힘을 길러, 아킬레스건의 재생과 내구성 향상에 도움을 줍니다.

① 계단이나 단단한 발판의 끝에 발 앞부분(발가락과 앞꿈치)을 올려놓고 발뒤꿈치는 공중에 뜬 상태로 둡니다. 난간이나 벽을 잡아 균형을 유지합니다.

② 양발로 발뒤꿈치를 들어 올려 종아리 근육을 수축시킵니다. 이때 발뒤꿈치가 최대한 높이 올라가도록 노력합니다.

③ 한쪽 발을 들어 올리고, 남은 한 발로 천천히 발뒤꿈치를 내립니다. 이 과정에서 아킬레스건과 종아리 근육이 늘어나는 느낌을 받아야 합니다.

④ 양쪽 다리를 번갈아 가며 10회씩 2~3세트를 반복합니다.

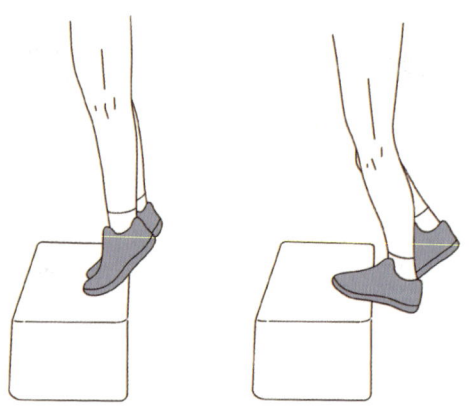

발바닥이 아픈데, 족저근막염이라고요?

아침에 일어나 첫걸음을 디딜 때 발뒤꿈치가 찌릿하게 아픈 경험, 있으신가요? 이 증상은 '족저근막염'의 전형적인 신호입니다.

족저근막은 발꿈치뼈 안쪽부터 발가락뼈 사이에 넓게 붙어 있는, 발바닥을 지지하는 두꺼운 결합조직을 말합니다. 족저근막염은 말 그대로 이 족저근막에 생긴 염증입니다.

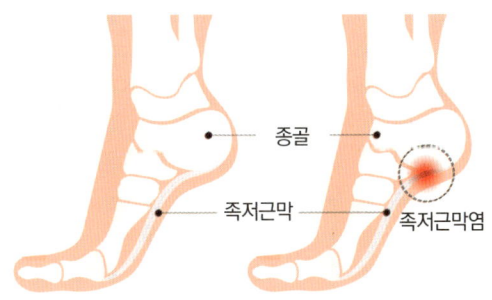

족저근막과 족저근막염

가장 대표적인 원인은 '많이 사용해서'입니다. 족저근막은 걸어 다닐 때 늘어났다 줄어들며 발의 아치를 유지합니다. 그런데 많이 걷고, 움직이면 이 족저근막이 자주 늘어났다가 줄어들며 발꿈치뼈 부착 부위에 미세 손상과 염증이 생깁니다. 그 외에도 과체중, 평발, 요족(높은 아치) 등도 발의 하중 분포를 불균형하게 만들어 족저근막에 과도한 자극을 주는 주요 원인이 됩니다.

족저근막염의 특징은 아침에 일어났을 때, 오래 앉아 있다가 움직였을 때 처음 몇 걸음 동안 매우 심한 통증을 느낀다는 점입니다. 밤새 또는 앉아 있는 동안 뭉친 근막이 갑작스레 늘어나면서 발생하는 통증입니다.

일반적으로 약물치료와 스트레칭을 병행합니다. 정형외과 전문 서적에는 이렇게 '6개월 정도 보존적 치료를 꾸준히 하면 증상이 좋아진다'라고 되어 있지만, 실제로는 잘 낫지 않는 경우가 매우 많습니다.

도대체 왜 이렇게 잘 낫지 않는 것일까요? 염증이 완전히 가라앉기 전에 반복된 자극이 계속 가해지기 때문입니다. 우리 몸은 스스로 회복하는 힘을 가지고 있어서 조금씩 상태가 좋아지다가도 걷고 움직이다 보면 족저근막에 꾸준히 자극이 가게 되고, 그러면 뻣뻣한 상태에서 자극이 되니 미세파열이나 염증이 계속 생기는 것입니다. 따라서 족저근막염을 근본적으로 개선하려면 뻣뻣해진 근막을 부드럽게 풀어주는 스트레칭, 그리고 발바닥의 작은 근육(내재근)을 강화하는 운동이 꼭 필요합니다. 다음 두 가지 운동을 꾸준히 실천하면 증상 완화에 큰 도움이 될 것입니다.

● **족저근막 스트레칭** Plantar Fascia Stretch&Massage

① 의자에 앉아 한쪽 발을 반대쪽 허벅지 위에 올립니다.

② 양손으로 발과 엄지발가락을 잡고, 발가락을 발목 쪽으로 당깁니다.

③ 이 상태를 20~30초간 유지하며, 발바닥의 단단한 띠(족저근막)를 손가락으로 둥글게 마사지합니다.

④ 반대쪽 발도 똑같이 수행하며, 양쪽 발을 각각 2~3회 반복합니다.

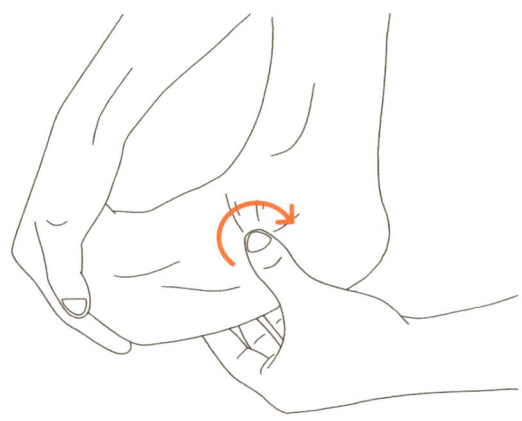

• 내재근 운동(발바닥 근육 강화) Towel Curls

발의 내재근은 족저근막의 움직임을 조절하는 근육으로 내재근이 약해지면 족저근막에 과도한 힘이 실리면서 족저근막염이 더욱 심해질 수 있습니다.

① 바닥에 수건을 펼치고 그 위에 발을 올립니다.

② 발가락을 구부려 수건을 끌어당깁니다.

③ 수건이 모두 발 아래로 모일 때까지 반복합니다. (10회)

④ 이어서 발가락을 천천히 펴고 벌리며 수건을 다시 밀어내는 동작을 10회 반복합니다.

⑤ 하루 1~2세트씩 꾸준히 시행하면 발바닥 근육이 강화되어 통증이 점차 완화되고 재발도 예방할 수 있습니다.

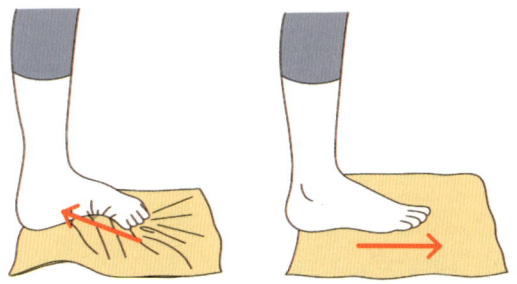

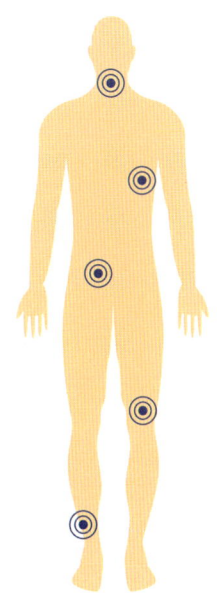

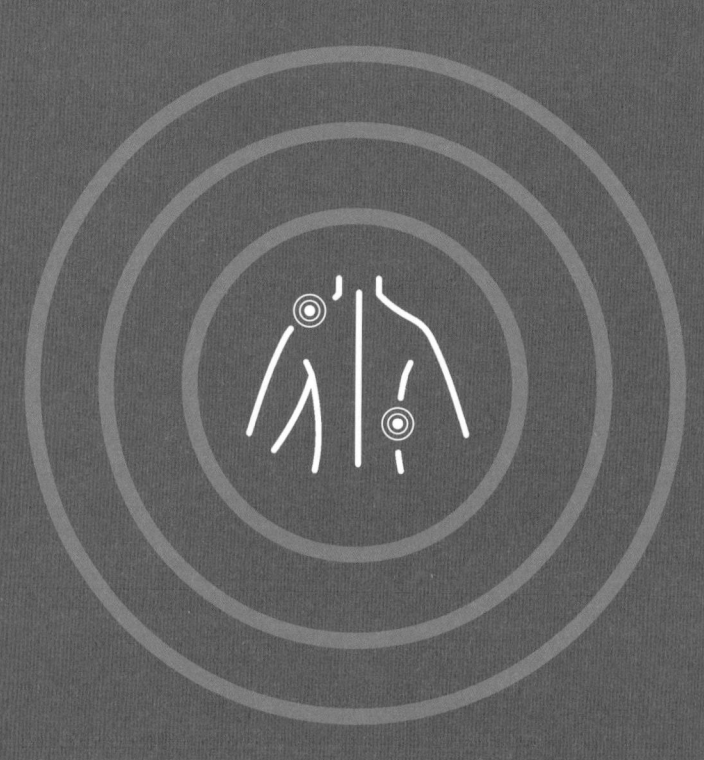

8장

일상에서 시작하는 관절 리모델링

일상 습관이
자세를 만든다고요?

　사람의 자세는 모두 다릅니다. 각자의 유전적인 부분도 다르고, 살아온 환경도 다릅니다. 유전적인 문제로 자세에 문제가 있다면 꾸준히 관리하는 방법밖에 없습니다. 하지만 잘못된 습관이나 환경으로 인해 자세가 잘못되어 통증이 생겼다면, 분명 노력으로 고칠 수 있습니다.

　예를 들어 평소 목이나 허리가 구부정한 상태로 일을 한다면 단기간에는 별문제가 발생하지 않아도 나중에는 목과 허리에 구조적인 문제가 발생하여 통증을 일으킬 가능성이 큽니다. 지하철이나 버스를 기다릴 때 한쪽 다리에만 체중을 싣는 것 같은 습관이 있다면, 오랜 기간이 지나 우리 몸에 구조적인 문제와 함께 통증을 일으킬 수 있을 것입니다.

　그래서 이 책에서 소개한 것과 같은 통증이 있을 때 하는 스트레칭이나 운동도 중요하지만, 아프지 않도록 일상에서 신체를 잘 유지하는 것도 정말 중요합니다. 이번 장에서는 어떤 환경과 습관이 몸에 안 좋은지 알아보고, 어떻게 바꾸어야 우리 몸에 도움이 되는지 알아보겠습니다.

1. 씻을 때는 샤워기를 사용하자

어떤 자세로 세수를 하고 머리를 감는지도 통증에 중요한 영향을 미칩니다. 고개와 허리를 많이 숙이는 자세는 디스크에 극심한 압력을 주고, 목과 허리 뒤쪽 근육을 긴장하게 합니다. 만약 신경까지 자극되면 심한 경우 팔이나 다리 쪽이 저리는 방사통까지 발생할 수도 있습니다.

평소 조금이라도 목이나 허리에 통증이 있었다면 허리를 숙여 머리를 감고, 세수하는 것은 좋지 않습니다. 되도록이면 고개를 뒤로 젖힌 자세로 샤워기를 이용해 머리를 감는 것이 가장 좋습니다.

2. 버스나 지하철에서 기대어 서지 말자

대중교통을 이용하며 운 좋게 자리에 앉을 때도 있지만 서서 타는 경우도 많습니다. 주위를 살펴보면, 손잡이에 온 몸무게를 싣고 매달리듯 잡고 서 있거나, 기둥에 몸 한쪽을 기댄 상태로 한쪽 다리에 체중을 싣고 있는 사람들을 많이 볼 수 있습니다. 물론 나름대로 균형을 잡기 위한 자세겠지만, 이런 습관은 척추를 뒤틀거나 한쪽 고관절과 무릎 관절에 과한 압력을 주어 통증을 일으킬 수 있습니다. 이럴 때 균형을 잡기에도, 척추와 관절 건강에도 더 좋은 자세는 다리를 평소보다 조금 더 벌린 상태로 양쪽에 같은 무게를 싣는 자세입니다.

3. 모니터는 항상 눈높이에 두자

컴퓨터는 직장에서도, 집에서도 많이 사용하는 기기입니다. 아마도 스마트폰과 더불어 현대인이 하루에 가장 오래 사용하는 기기 중 하나입니다.

그런데 관절 건강을 위해서 우리는 컴퓨터 모니터가 어떻게 놓여 있는지 확인해봐야 합니다. 혹시 책상 위, 키보드 앞에 그냥 놓아두고 있지는 않나요? 그렇다면 지금 바로 모니터 아래에 받침대를 놓아 모니터를 눈높이에 맞춰 올리기를 바랍니다.

모니터가 눈높이보다 낮게 있으면 모니터를 보기 위해 목을 구부리거나 길게 빼는 자세를 취하게 됩니다. 그렇게 거북목이 되면 만성적인 목 통증이 생길 뿐 아니라 등도 굽고, 허리까지 통증이 발생할 수 있습니다. 이처럼 만성적인 통증이 생긴다면 집중력이 떨어지고 만성 피로까지 생길 수 있습니다. 만약 지금 모니터가 눈높이보다 낮은 곳에 있다면, 눈높이에 맞춰 올리기만 해도 바로 몸이 달라지는 것을 느낄 수 있을 것입니다.

4. 항상 당당하게 걷자

사람들이 가장 많이 하는 운동은 바로 '걷기'입니다. 별다른 도구도 필요 없고 간단한 걷기, 정말 좋은 운동입니다. 심폐 지구력을 올려주고, 관절 주변 근육도 키워 근골격계 통증 예방에도 도움을 줍니다.

하지만 무작정 걷는 것이 다 좋은 것은 아닙니다. 구부정한 자세로 걷거나 균형이 맞지 않는 나쁜 자세로 걸으면 오히려 건강을 해칠 수도 있습니다.

건강해지기 위한 좋은 자세는 아주 간단합니다. 평소보다 허리를 조금 더 펴고, 가슴을 당당하게 열어주는 느낌으로 걸으면 됩니다. 이런 자세로 걸으면 자연스레 앞으로 나가 있던 목도 들어가고, 요추의 곡선도 잘 유지되면서, 무릎 관절에 가해지는 압력도 줄어듭니다. 그러니 몸이 아프다면 지금 당장 허리를 펴고 당당하게 걷는 연습을 꾸준히 해야 합니다.

5. 편한 신발을 신자

한창 맨발 걷기가 유행했습니다. 사실 우리 몸은 신발을 신도록 계산하고 만들어지지 않았습니다. 그러니 맨발로 걷는 것은 발과 발목의 다양한 근육을 고루 사용하며 무릎과 허리, 나아가 모든 관절에 도움이 됩니다.

하지만 아쉽게도 대개 아스팔트나 콘크리트로 포장된 도로 위에서 걷고 생활하는 우리는 맨발로 걸을 시 충격이 전해지고 발을 다칠 위험도 있어서 몸을 보호하기 위해 신발을 신어야 합니다. 그러면 어떤 신발이 우리 몸에 도움이 될까요? 신발을 고를 때 다음 세 가지를 확인해 보기 바랍니다.

① 발뒤꿈치를 잘 잡아주는 신발인가?

슬리퍼나 크록스처럼 발뒤꿈치를 잡아주지 못하는 신발은 잠깐 신을 때는 편해도 오래 서 있거나 걷게 되면 충격 흡수가 잘 안 될 뿐 아니라 걸을 때 무릎과 발목 주변에 과도한 힘이 걸리면서 지속적인 통증이 발생할 수 있습니다. 그래서 반드시 발뒤꿈치를 잡아주는 신발을 착용하는 게 좋습니다.

② 앞부분이 너무 딱딱하거나 너무 부드럽지는 않은가?

지금 신고 있는 신발의 앞부분을 살짝 굽혀 보며 너무 쉽게 꺾이지 않는지, 반대로 지나치게 딱딱하지는 않은지 확인해봅니다. 만약 그렇다면 바로 신발을 바꾸는 게 좋습니다. 신발의 앞부분은 걸을 때마다 적당히 구부러져야 발바닥에 있는 근육들이 함께 활성화됩니다. 만약 신발 앞부분이 너무 물러서 쉽게 구부러진다면 충격 흡수가 안 되어 무릎과 허리에 통증을 쉽게 일으킬 수 있습니다. 반대로 너무 딱딱하면 걷는 동안 발의 움직임이 거의 없어 근육의 활성도가 떨어지면서 발의 아치도 무너지고 몸의 균형을 망가뜨릴 수 있습니다.

③ 깔창이 너무 높고 푹신하지는 않은가?

깔창을 사용한다면 1~2cm 정도 두께의 너무 푹신하지 않은 깔창을 추천합니다. 걸을 때는 발이 땅에 닿을 때 발생하는 지면 반발력이 발로 전달되고, 그 탄력을 이용해 근육을 움직여 걷습니다. 그러나 키를 커 보이게 하기 위해 높은 깔창을 끼거나, 발에 가해지는 충격을 줄이기 위해 너무 푹신한 깔창을 사용하면 자연스럽게 걷지 못하고 걸음에 리듬이 끊겨 몸의 균형이 무너집니다.

6. 자면서 자세를 교정하자

　잠을 자는 시간은 우리 몸을 회복하는 데 정말 중요한 시간입니다. 사람마다 조금씩 다르지만, 평균 하루의 3분의 1에 해당하는 8시간을 수면에 사용합니다. 이 시간에 잠만 잘 자도 우리 몸의 통증을 많이 줄일 수 있습니다. 단 두 가지만 기억하면 됩니다.

　첫째, 똑바로 누워서 낮은 베개를 베고, 허리와 무릎에 얇은 베개나 수건을 대고 자는 자세가 제일 좋습니다.

　낮은 베개를 베면 목에도 좋고 허리의 요추전만을 유지하는 데도 도움이 됩니다. 그리고 허리에 푹신한 얇은 베개를 대고 누우면 특별히 노력하지 않아도 자연스레 허리가 펴지면서 C자 형태로 유지가 됩니다. 이 상태에서 목 뒤쪽과 무릎 뒤쪽이 바닥으로부터 떨어져서 불편하다면, 수건을 말아서 빈 공간을 채우면 됩니다. 그렇다면 정말 편안하게 요추전만을 유지하면서 잘 수 있습니다.

　둘째, 똑바로 누워서 잠들기 어렵다면 옆으로 누워서 자되, 똑바로 누울 때보다 베개를 조금 더 높이 하고, 허리에 베개를 꼭 받치고 잡니다.

　아무래도 옆으로 누워 잘 때는 허리를 편 상태를 유지하기 쉽지 않습니다. 이럴 때는 허리가 한쪽으로 휘지 않도록 허리에 베개나 수건을 받치기를 바랍니다. 옆으로 누워 잘 때 중요한 또 한 가지 사항은 조금 더 높은 베개를 베고 자는 것입니다.

옆으로 누웠는데 베개가 너무 낮으면 어깨가 앞으로 말려 라운드 숄더가 됩니다. 그러면 목과 등, 나아가 척추 전반에 과도한 긴장을 주어 통증을 악화할 수 있습니다. 마찬가지로 목과 다리 사이의 빈 공간에 수건이나 베개를 이용해서 채워 넣으면 옆으로 누워서도 허리가 편안하게 잘 수 있습니다.

간혹 엎드려 자는 자세에 관해 궁금해하는 분들도 있습니다. 엎드린 자세는 잠깐은 괜찮을지 몰라도, 시간이 지날수록 척추기립근에 과도한 긴장을 주면서 허리디스크의 압력을 상승시켜 디스크에 손상을 줄 수 있습니다. 즉, 엎드려 자는 자세는 허리에 정말 좋지 않습니다.

7. 차를 탈 때는 이런 자세가 좋다

허리가 아파 내원하는 환자 중에는 장거리 운전을 자주 하거나 운전을 오래 하는 사람이 많습니다. 왜 그럴까요? 자동차 시트는 안전을 위해 엉덩이가 무릎보다 아래로 내려가게 디자인되어 있습니다. 하지만 이렇게 앉으면 허리가 앞으로 굽어지게 되어 요추전만이 무너지고 디스크에 손상을 줍니다. 게다가 대부분 운전을 할 때면 목이 앞으로 나오기까지 하니 목 통증도 함께 일으키게 되는 것입니다.

그래서 운전을 오래 해야 한다면 허리 뒤쪽에 낮은 높이의 쿠션이나 수건을 대거나, 운전용 쿠션을 사용하는 것을 추천합니다. 이렇게 간단한 조치만으로도 허리가 굽는 자세가 많이 줄어들고, 그에 따라 목이 앞으로 나가는 것을 방지하는 효과도 볼 수 있습니다.

하지만 사실 오래 운전하는 게 나쁜 또 다른 이유는 한 자세를 계속 유지해야 한다는 점입니다. 오래 앉아 있으면 디스크에 가해지는 압력이 점차 올라가면서 디스크 주변 통증이 더 심해질 수 있습니다. 그래서 장시간 운전을 하는 분들이라면 반드시 1시간마다 정차하여 허리를 스트레칭하거나 기지개를 켜서 디스크에 가해지는 압력을 줄이고, 그렇게 못하는 경우라면 등받이 각도만이라도 5~10도 정도 앞으로 또는 뒤로 조절하면서 자세를 바꾸는 습관을 갖는 게 좋습니다.

8. 바른 자세로 앉아서 허리를 고치자

평소에 앉는 습관만 바꾸어도 허리 건강에 큰 도움이 됩니다. 특히 허리 건강에 좋은 요추전만을 잘 유지하는 게 좋습니다. 하지만 아무리 요추전만을 유지해서 앉으려고 해도 집중하지 않으면 어느새 나도 모르게 엉덩이가 앞으로 빠지고 허리가 굽는, 흔히 말하는 '안 좋은 자세'로 돌아가게 됩니다.

앉아 있는 자세가 중요하다는 것은 모두 알지만, 자기도 모르게 다리를 꼬거나 허리를 구부정하게 하고 흐트러진 자세로 앉는 경우가 많습니다. 잠깐은 괜찮아도, 이런 잘못된 자세로 오랜 시간 앉으면 당연히 몸의 균형이 무너집니다. 요추의 배열이 흐트러지는 측만증까지 발생하면 디스크에 더욱 안 좋은 영향을 주게 됩니다. 그래서 바른 자세로 앉는 것이 정말 중요합니다. 바른 자세로 앉는 아주 쉬운 방법을 알려드리겠습니다.

앉은 상태에서 엉덩이 아래에 손바닥을 대보면 엉덩이 근육 바로 안쪽으로 가장 돌출되어 만져지는 부분이 '궁둥뼈'입니다. 엉덩이에 손바닥을 댄 상태에서 허리를 구부리거나 의자의 등받이에 기대면 자연스레 궁둥뼈의 돌출된 결절 부분이 손가락 앞쪽으로 이동하면서 궁둥뼈의 뒤쪽이 의자 바닥에 닿게 됩니다. 반대로 요추전만을 유지하면서 무게중심을 조금 앞으로 이동시키면, 조금 전 앞쪽으로 이동했던 궁둥뼈의 돌출된 부분이 뒤로 이동하면서 이번에는 궁둥뼈 앞쪽이 의자 바닥에 닿게 됩니다. 바로 이 상태가 중요합니다. 궁둥뼈의 조금 앞쪽이 의자 바닥에 닿도록 자세를 유지하면 앉아서도 허리를 고칠 수 있습니다.

이 방법은 여러 책이나 논문에 나와 있습니다. 일본의 자세 교정 전문가인 가타히라 에츠코는 조금 더 따라하기 쉽도록 '의자 앞쪽에 손을 짚고, 발에 몸무게를 싣고, 궁둥뼈를 조금 띄워서 3cm 뒤로 당긴다. 허리를 펴고 그 상태를 유지하면서 상체를 일으켜라'라고 강조했습니다. 이렇게 앉은 상태에서 허리를 편히 펴면 자연스레 적당한 요추전만도 유지가 되고, 허리나 다른 부위 근육에 과도한 힘도 들지 않아 오랜 시간 앉아 있어도 허리에 좋은 자세를 유지할 수 있습니다.

꾸준히 운동하는 습관은
어떻게 만들까요?

저는 진료를 보면서 주사, 약물, 물리치료도 하지만 운동이 꼭 필요한 환자에게는 문자로 유튜브 영상 링크를 보내기도 합니다. 그런데 치료 후에는 괜찮았다가 3~4개월 지나 다시 통증을 호소하며 내원하는 환자들이 있습니다. 그런 분들께는 이렇게 묻습니다.

"제가 보내드린 운동 영상, 꾸준히 따라 해 보셨어요?"
"처음에는 열심히 하다가 시간이 지나면서 잘 안 하게 됐어요."

물론 이해합니다. 운동이 건강을 유지하는 데 중요하다는 사실은 이미 알고 있고, 운동해야 한다고 생각도 합니다. 그러나 바쁜 일정, 피곤함, 귀찮음과 운동을 해도 곧바로 눈에 띄게 좋아지는 것이 없으니 점차 운동을 하려는 의욕이 떨어집니다. 그래서 마지막으로, 찰스 두히그(Charles Duhigg)가 제시한 습관 형성 원리를 활용하여 운동을 쉽게 시작하고 지속하는 방법을 알려드리겠습니다.

많은 사람이 의지력이 부족해서 꾸준히 운동하는 데 실패한다고 생각합니다. 그러나 꼭 그렇지만은 않습니다. 진짜 이유를 알기 위해서는 습관의 구조를 이해하는 것이 중요합니다.

습관은 신호, 행동, 보상 3단계 구조로 형성됩니다. 예를 들어, 아침에 일어나자마자 양치를 하는 것은 '신호(아침에 일어남) ➔ 행동(양치질) ➔ 보상(입이 상쾌함)' 구조에 따라 자동으로 하게 됩니다. 그래서 만약 운동을 양치질과 같은 습관의 구조로 만들 수 있다면, 억지로 해야 한다고 생각하는 의지력을 소모하지 않고서도 오랜 시간 꾸준히 운동할 수 있습니다.

운동을 습관으로 만들기 위한 방법은 생각보다 간단합니다. 다음 5단계를 따라 해보기를 바랍니다.

신호 Trigger ➔ 행동 Routine ➔ 보상 Reward

1단계 명확한 신호를 결정한다.

운동을 습관으로 만들기 위해서는 먼저 운동을 시작하기 위한 명확한 신호를 만들어야 합니다.

'신호'는 우리가 어떤 행동을 하도록 사인을 주는 역할을 한다고 생각하면 됩니다. 시간이 될 수도 있고(저녁 7시에는 운동을 한다), 장소(출근하기 전에 헬스장에서 운동한다), 감정(통증으로 스트레스를 받을 때마다 운동한다), 행동(TV나 유튜브를 보기 전에 운동한다)같이 다양한 방법으로 만들 수 있습니다.

2단계 아주 단순한 것부터 시작한다.

거창한 목표를 세우면 대부분 금방 포기하게 됩니다. 그러니 '아주 간단한' 운동을 '하나만' 시작해봅니다. 별거 아닌 사소한 운동이라도 우리 몸의 근육과 힘줄의 활성도가 달라지고, 작은 운동이 반복되면 우리 뇌는 자연스럽게 더 많은 운동을 하도록 유도합니다. 처음에는 1개만 했는데 하다 보면 5개, 10개로 늘어나고 결국은 다른 운동까지 하게 됩니다.

3단계 운동 후 즉각적인 보상을 준다.

아이들을 움직이게 하는 가장 간단한 방법은 바로 보상입니다. "밥 골고루 다 먹으면 이따 과자 줄게." 같은 '보상'이 아이들을 행동하게 만듭니다.

어른이라고 다르지는 않습니다. 보상 없는 행동은 지속하기 어렵습니다. 특히 운동은 효과를 보기까지 시간이 걸리기 때문에 더욱 꾸준히 하기 어렵습니다 이럴 때는 나에게 다른 즉각적인 보상을 주어야 합니다. 예를 들어, '운동 후에만 좋아하는 드라마를 본다' 같은 보상을 정하면 운동 후가 더욱 만족스럽고, 조금 더 꾸준히 운동할 수 있게 됩니다.

4단계 운동을 좋아하는 활동과 연결한다.

운동을 따로 해야 하는 '일'이라고 생각하면 꾸준히 하기 어렵습니다. 하지만 내가 좋아하는 활동과 한다면 어떨까요? 당연히 잊지 않고 매일, 꾸준히 할 수 있게 됩니다.

무릎 관절염 통증이 있는 환자에게 종종 실내자전거를 추천합니다. 하지만 실내자전거는 막상 집에 하나씩 사두어도 자리만 차지하면서 빨래걸이나 옷걸이가 되어버리기 일쑤입니다. 그렇지만 내가 좋아하는 드라마를 보면서, 또는 좋아하는 음악을 들으면서 실내자전거를 탄다면 어떨까요? 길게만 느껴졌던 운동 시간 20~30분이 절대 길지 않고, 힘들다는 느낌도 들지 않을 겁니다.

5단계 다른 사람과 함께 하거나 다른 사람에게 알린다.

어떤 일이든 지켜보는 사람 없이 혼자 하면 쉽게 포기하게 됩니다. 하지만 다른 사람과 함께하거나 많은 사람에게 '내가 운동을 한다'라고 알린다면 눈치가 보여서라도 운동을 하게 됩니다.

찰스 두히그는 "사회적 연결이 습관을 강화하는 중요한 요소"라고 강조합니다. 그러니 운동을 꾸준히 하고 싶다면, 지금 바로 함께 운동할 사람을 찾아보세요. 어렵다면 주위 사람들에게 '내가 어디가 아파서 어떤 운동을 하고 있다'라고 알리기를 바랍니다. 그러면 여러분이 운동을 대하는 마음도 바뀌게 될 것입니다.

운동을 꾸준히 하는 사람들은 운동을 특별한 일로 생각하지 않고,

일상의 자연스러운 한 부분이라고 생각합니다. '운동해야 할까?' 고민하는 것이 아니라 그냥 정해진 시간에 밥을 먹듯이 정해진 시간에 운동복을 입고, 헬스장이나 공원으로 나가 운동합니다. '왜 밥을 먹어야 할까?'처럼 고민하는 시간이 전혀 없으니 운동을 미루지도, 중간에 그만두지도 않습니다. 이를 '골든 루프(Golden Loop)'라고 합니다. 습관이 잘 형성된다면 뇌는 자동으로 이런 행동을 반복하려고 합니다. 지금부터 운동을 습관으로 만드는 5가지 단계를 통해 여러분의 일상에 운동을 끼워넣어 보기 바랍니다. 그렇게 꾸준히 운동을 한다면 건강한 몸, 통증 없는 몸은 자연스럽게 만들어집니다.

어떤 음식을 먹어야
아프지 않을까요?

많은 내원 환자가 진료 후 꼭 질문하는 것 중 하나가 바로 "어떤 음식(또는 영양제)을 먹는 게 좋아요?"입니다. 아무래도 먹는 문제가 중요하고, 운동하는 것보다 식사를 조절하는 게 쉽다고 생각하기 때문입니다. 이런 질문에 저는 항상 똑같이 대답합니다.

"간단합니다. 뭘 먹어서 건강해지려 하는 것보다 안 좋은 것을 안 먹는 것이 더 중요합니다."

물론 우리 몸의 통증을 예방하고 완화하기 위해 올바른 식습관을 유지하는 것은 정말 중요합니다. 하지만 그보다 더 중요한 것은 우리 몸에 염증을 일으켜 통증을 발생시키는 나쁜 음식을 피하는 것입니다.

'염증'이라고 하면 부정적인 이미지가 먼저 떠오를 것입니다. 사실 염증 반응은 우리 몸을 보호하는 메커니즘의 하나입니다. 외부로부터 자극이나 손상이 발생하면 면역 세포는 특정 화학 물질을 방출하여 염증 반응을 유발합니다. 이 과정에서 염증 매개물질인 사이토카인(cytokine)과 프로스타글란딘(prostaglandin)이 생성되어, 염증 부위로 백혈구를 끌어들여 감염이나 손상된 조직을 제거하고 회복 과정을 시작하게 만듭니다. 이러한 초기 염증을 '급성 염증'이라고 하며, 일반적으로 단기간에 회복됩니다. 이런 과정을 통해 감염이나 외부 자극에 대응해 신체가 자신을 스스로 보호하는 것입니다.

문제는 염증이 과도하거나 만성화되었을 때 발생합니다. 만성 염증은 자극이 없어도 계속되는 경우가 많은데, 관절 부위에서는 연골과 주변 조직을 점진적으로 손상할 수 있습니다. 결국, 이런 염증이 오래 계속되면 관절염 같은 퇴행성 질환으로 이어질 수 있고, 신체 전반에 걸쳐 통증을 일으킬 수 있습니다.

그런 만큼 염증을 적절히 관리하는 것은 관절 통증을 예방하고, 더 나아가 건강 유지에 있어 매우 중요합니다. 염증 관리의 핵심은 급성 염증 반응이 정상적으로 작동하도록 돕고, 만성 염증 상태를 방지하는 데 있습니다. 이는 식습관, 생활 습관, 운동, 그리고 스트레스 관리와 같은 일상적인 요소와 밀접하게 연관되어 있습니다.

그렇다면 염증은 왜 생기는 걸까요? 염증의 원인은 정말 다양한데, 그중에서도 우리가 매일 먹는 음식이 정말 많은 영향을 미칩니다. 그렇다면 어떤 음식이 우리 몸에 염증을 일으키는지 알아보겠습니다.

염증을 유발하는 음식

1. 가공식품

 가공식품은 우리 몸에서 염증을 지속해서 일으킬 수 있는 대표적인 음식입니다. 가공식품에는 트랜스지방, 설탕, 정제된 탄수화물이 포함되어 있습니다. 이러한 성분들은 체내에서 다양한 방식으로 염증 반응을 촉진합니다.

 트랜스지방은 인공적으로 수소를 첨가하여 만들어진 것입니다. 세포막의 기능을 저하해 염증을 촉진하고, 혈관 건강에도 악영향을 미칩니다. 면역체계가 트랜스지방을 해로운 물질로 인식하여 지속적인 염증 반응을 유발할 수도 있습니다.

 흰 밀가루나 감미료가 포함된 시리얼 같은 정제된 탄수화물은 섭취했을 때 혈당을 급격히 상승시키면서 인슐린 분비를 증가시킵니다. 인슐린 수치가 계속해서 높아지면 체내 염증 수치(CRP, IL-6 등)가 상승하면서 관절을 비롯한 다양한 조직에서 염증 반응이 나타나 통증을 유발할 수 있습니다.

 이런 나쁜 영향 때문에 가공식품을 장기간 섭취할 경우 염증이 증가하고, 심혈관 질환뿐만 아니라 관절염 등의 근골격계 문제가 발생할 수 있습니다.

2. 설탕이 많은 음식

 설탕은 단순히 단맛을 내는 조미료가 아닙니다. 설탕은 대표적인 염증 유발 물질로, 혈당 조절과 면역 반응에 직접적인 영향을 끼칩니다.

설탕을 섭취하면 혈당이 빠르게 상승하며 인슐린이 급격히 분비됩니다. 인슐린이 잠깐 분비되는 것은 괜찮지만, 설탕이 많이 들어간 음식을 오랜 기간 먹어 인슐린 분비 수치가 꾸준히 높아지면, 체내에서 AGEs(최종 당화산물)를 생성합니다. 이 AGEs는 세포를 손상하고 염증 반응을 촉진하여 관절염과 같은 질환을 악화시킬 수도 있습니다.

또한, 과도한 설탕 섭취는 면역 세포인 대식세포와 T세포를 과도하게 활성화하여 염증 반응을 촉진합니다. 정상적인 면역 세포는 몸에 침입한 세균이나 바이러스를 없애는데, 과도하게 활성화된 면역 세포는 관절 조직 손상을 가속하고 통증을 악화시키는 원인이 됩니다. 특히 탄산음료, 케이크, 초콜릿처럼 설탕이 많이 함유된 식품들을 오랜 기간 과량 섭취하면 관절 건강뿐만 아니라 비만, 당뇨병, 심혈관 질환 등 다양한 질병의 위험을 증가시키기 때문에 좋지 않습니다.

3. 술(알코올)

치료받고 술을 마셔도 되는지 질문하는 환자가 꽤 많습니다. 하지만 당연히 술을 마시는 것은 회복하는 데 좋지 않습니다. 알코올은 체내 염증을 유발하는 대표적인 물질 중 하나입니다.

알코올이 체내에 들어오면 간에서 분해되는데, 이 과정에서 아세트알데하이드라는 독성 물질이 생성됩니다. 아세트알데하이드는 세포 손상을 유발하고 면역 시스템을 자극하여 우리 몸에서 염증을 증가시킵니다.

맥주, 막걸리처럼 퓨린 함량이 높은 술은 체내에서 요산 수치를 급격히 상승시킵니다. 요산 결정이 관절에 쌓이면 극심한 통증과 염증 반응을 유발해 통풍이 올 수도 있으므로 주의해야 합니다.

또한, 알코올은 이뇨 작용을 촉진하여 체내 수분을 빠르게 배출시키는 작용도 합니다. 체내 수분이 과하게 빠지면 관절을 보호하는 윤활액의 감소로 이어질 수 있습니다. 그러면 관절염이 있는 분들은 완충작용이 떨어지면서 관절이 더 쉽게 마모될 수 있고, 통증을 동반하는 여러 문제가 발생할 수 있습니다. 그러므로 관절염이나 통풍 같은 질환이 있는 사람들은 알코올 섭취를 최대한 줄이거나 피하는 것이 좋습니다.

4. 염분이 많은 음식

짠 음식도 우리 몸에서 염증을 일으키고 관절 건강을 해치는 주요 원인 중 하나입니다. 김치, 절인 음식, 가공된 육류 등으로 나트륨을 과다 섭취하면 체내 수분이 정체되면서 관절 주변 조직들이 부어오를 수 있습니다. 이를 흔히 '부종'이라고 합니다. 부종이 발생하면 관절 내부 압력이 증가하면서 통증이 생기고, 붓기가 있으니 관절을 움직일 때 뻣뻣함이 발생할 수 있습니다.

짠 음식들은 면역 세포를 자극하여 염증 반응을 촉진하기도 합니다. 여러 연구에 따르면 나트륨이 많은 식단은 면역 세포 중 T세포의 활동을 증가시키는데, 그 결과 관절염이나 류마티스관절염 같은 자가면역 질환을 악화시킬 수 있습니다.

짠 음식은 골다공증에도 좋지 않습니다. 몸에 나트륨이 많으면 신장의 칼슘 배출이 증가합니다. 오랜 기간 짠 음식을 많이 먹으면 칼슘이 상대적으로 많이 배출되면서 골다공증 같은 문제를 일으킬 수 있습니다.

관절 건강과 통증에 도움이 되는 음식

지금까지 어떤 음식을 피해야 하는지 알아보았습니다. 이번에는 반대로 어떤 음식을 먹어야 관절 건강과 통증 해소에 도움이 되는지 알아보겠습니다.

1. 오메가-3 지방산이 풍부한 음식

오메가-3 지방산은 강력한 항염증 작용을 하여 관절염 증상을 완화하고 관절 건강을 보호하는 데 도움을 줍니다. 연어, 고등어, 참치 같은 기름진 생선, 아마씨, 치아시드, 호두 같은 음식에 오메가-3 지방산이 풍부합니다.

오메가-3 지방산은 체내에서 항염증성 프로스타글란딘(PGE3)과 레우코트리엔(LTB5)을 생성하여 염증을 억제하는 데 도움을 줍니다. 그리고 염증을 촉진하는 오메가-6 지방산과의 균형을 맞춰 체내 염증 반응을 효과적으로 줄일 수 있습니다. 그래서 관절의 통증도 함께 줄어듭니다.

2. 비타민 C가 풍부한 과일과 채소

오렌지, 키위, 딸기, 브로콜리, 파프리카 같은 과일과 채소에는 비타민 C가 풍부하게 함유되어 있습니다. 비타민 C는 콜라겐 생성을 촉진하기 때문에 피부에 좋다고 알려져 있는데, 이 콜라겐은 관절 연골의 주요 성분이기도 합니다.

노화나 손상으로 콜라겐이 감소하면 연골 손상을 촉진할 수 있습니다. 그래서 비타민 C를 잘 섭취하면 콜라겐 합성 과정이 촉진되며 연골이 튼튼해지고 관절 마모를 예방할 수 있습니다.

또한, 비타민 C는 활성산소를 제거하는 강력한 항산화 효과가 있어 관절 염증을 줄여 통증 감소에 도움을 줄 수 있습니다.

3. 항산화제가 풍부한 음식

'활성산소'는 호흡을 통해 몸에 들어온 산소가 체내 산화·대사과정을 거쳐 생성되는 물질입니다. 몸속에 침입한 바이러스 등을 먼저 죽여서 백혈구가 잡아먹기 쉽게 해줍니다. 이처럼 활성산소는 적당량이 있을 때 몸의 면역체계를 강화하는 물질이지만, 너무 많아지면 오히려 몸에서 염증 반응을 일으켜서 관절 조직을 상하게 하고 염증 반응을 일으킵니다.

이때 항산화제가 많이 들어간 블루베리, 체리, 녹차를 섭취하면 활성산소를 제거해 산화 스트레스로 인한 관절 손상을 방지하고 염증을 완화합니다. 특히 이런 음식에 들어간 폴리페놀과 플라보노이드 성분은 염증 유발 물질(NF-κB, COX-2)의 활성을 억제하면서 관절염

증상을 줄이는 데 도움을 줍니다.

4. 칼슘과 비타민 D가 풍부한 음식

관절의 통증을 조절하는 것도 중요하지만, 나이가 들수록 약해지는 뼈를 튼튼하게 만드는 것도 정말 중요합니다. 우유, 치즈, 연어에 많이 포함된 칼슘과 비타민 D는 우리 몸에서 뼈를 튼튼하게 만들어 골다공증 예방에 도움을 주는 중요한 성분입니다.

칼슘은 뼈의 주요 구성 요소로, 칼슘이 부족할 경우 골다공증 위험이 증가하여 작은 충격에도 골절 같은 심한 손상이 발생할 가능성이 커집니다. 비타민 D는 우리 몸에서 칼슘 흡수를 촉진하고 면역 조절 작용을 하여 관절 염증을 줄이는 데 도움을 줍니다. 그러니 평소에 이런 칼슘과 비타민 D가 많이 포함된 음식을 먹으면 튼튼한 뼈, 건강한 관절을 유지하는 데 도움이 됩니다.

5. 수분 보충

우리 몸에서 물은 매우 중요한 역할을 합니다. 특히 관절 연골은 약 70~80%가 물로 구성되어 있습니다. 연골의 수분 함량이 충분해야 충격을 흡수하고 마찰을 줄이는 작용을 수월하게 할 수 있습니다. 만일 수분이 부족해지면 연골액 생성에도 문제가 발생하고, 연골의 윤활과 충격 흡수에도 문제가 생겨 관절에 통증이 발생하기 쉬워집니다.

스트레스가
통증을 키우고, 줄인다고요?

통증은 단순히 관절이나 근육의 문제만은 아닙니다. 많은 환자를 진료하다 보면, 같은 정도의 관절염이라도 어떤 환자는 통증을 훨씬 심하게 느끼고, 어떤 환자는 비교적 일상생활을 잘 유지하는 것을 보게 됩니다. 이 차이를 만드는 요인 중 하나가 바로 스트레스입니다.

스트레스는 단순히 마음이 힘든 상태만을 뜻하는 것이 아니라, 몸 전체의 균형을 흔드는 전신 반응입니다. 스트레스를 받으면 우리 몸은 코르티솔과 아드레날린 같은 스트레스 호르몬을 분비합니다. 원시시대에는 위험한 동물을 만나는 것과 같이 육체적인 스트레스가 가해졌을 때 이런 호르몬이 주로 분비되었다고 한다면, 현대사회에서는 육체적인 스트레스 상황뿐만 아니라 직장, 대인관계, 시험 등 정신적인 스트레스가 가해졌을 때도 이런 호르몬이 분비됩니다. 스트레스 호르몬은 단기적으로는 생존에 도움이 되지만, 지속해서 많이 분비되면 통증 민감도가 올라갑니다. 스트레스는 뇌의 통증 신호 조절 시스템을 예민하게 만들기 때문에 평소 같으면 '불편함' 정도만 느낄 자극도 오랜 기간 스트레스를 받아 통증에 대한 민감도가 떨어진 분들에게는 '심한 통증'으로 느껴집니다. 그래서 몸 곳곳의 근육도 더 쉽게 뭉치고, 회복 속도도 느려지며, 작은 염증도 오래 지속됩니다.

신체적 통증과 스트레스가 서로 영향을 미치는 이유는, 우리 몸이 '분리된 기관들의 집합'이 아니라 '서로 연결된 하나의 생물학적 시스템'이기 때문입니다. 뇌가 불안을 느끼면 근육은 즉시 긴장하고, 근육이 긴장하면 통증이 생기며, 통증이 생기면 다시 뇌는 위험 신호를 받아들이는 과정을 반복하며 하나의 고리가 만들어집니다. 통증 치료에서 스트레스를 고려해야 하는 이유는 바로 이 순환 구조 때문입니다. 이 고리를 끊어내기 위해서는 약물이나 주사만으로는 충분하지 않습니다. 몸의 구조적 문제와 더불어, 몸의 '반응 방식'까지 바꾸어야 비로소 통증의 흐름이 바뀌기 시작합니다.

그렇다면 만일 우리가 스트레스를 잘 관리한다면 어떨까요? 통증의 민감도가 떨어지면서 우리가 느끼는 실제 통증이 줄어드는 효과를 기대할 수 있습니다.

스트레스를 관리할 수 있는 세 가지 대표적인 방법은 다음과 같습니다.

1. 하루 5분 '호흡 조절'로 근육 긴장을 풀자

　스트레스를 받으면 어깨와 목 주변 근육이 긴장하고, 호흡이 가빠집니다. 편하게 앉아서 코로 깊이 숨을 들이마셨다가, 그보다 길게 숨을 내쉽니다. 평소보다 천천히 호흡하고, 들이마시는 숨보다 내쉬는 숨의 길이가 더 긴 것이 핵심입니다. 들숨 3초, 날숨 6초로 하루 두세 번이라도 실천하면 긴장도가 떨어지며 통증 강도도 함께 줄어들 것입니다.

2. 짧은 '마이크로 휴식'으로 통증을 예방하자

　스트레스를 받으면 가장 먼저 목, 어깨, 등, 허리가 굳습니다. 우리 몸이 위험을 감지했을 때 스스로를 방어하려고 긴장하기 때문입니다. 근육이 긴장하면 혈액 순환이 원활하지 않게 되고, 그 결과 젖산이 쌓이고 통증 물질들이 증가합니다. 그렇게 통증이 생기면 몸은 다시 긴장하는 악순환이 반복됩니다. 스트레스를 많이 받으면 몸살처럼 전신이 아픈 이유가 여기에 있습니다.

　오랜 시간 고정된 자세는 근육을 굳게 만들고 디스크에 가해지는 압력을 높입니다. 그래서 30~40분마다 30초라도 시간을 내서 자리에서 일어나 가볍게 기지개를 켜고, 어깨를 뒤로 10회 정도 돌리고, 목을 양쪽으로 5초씩 정말 짧은 스트레칭을 하면 스트레스도 줄어들고, 통증도 크게 줄일 수 있습니다.

3. '의미 있는 즐거움'을 일상생활에 넣자

스트레스 관리에서 중요한 것은 단순한 휴식이 아니라 '나에게 의미 있는 즐거움'을 찾는 것입니다. 좋아하는 음악을 듣거나, 가벼운 산책을 하거나, 짧은 명상을 하는 것처럼 뇌가 '보상 신호'를 받을 수 있는 활동을 일상생활에 포함하면 뇌의 도파민 회로가 활성화되어 스트레스 호르몬을 빠르게 안정화합니다. 즉 스트레스 줄이는 활동을, 해야 하는 일이 아니라 원하는 일로 구성하는 것입니다. 이는 근육 긴장 완화와 통증 감소로 이어집니다.

다행히도 스트레스 관리는 생각보다 어렵지 않습니다. 앞에서 이야기한 호흡 조절, 마이크로 휴식, 의미 있는 즐거움 찾기 같은 작은 실천들은 단순한 생활 팁이 아니라, 실제로 신경계의 흥분도를 낮추고 근육의 긴장을 풀어주는 생리학적 개입입니다. 특히 들숨보다 길게 내쉬는 호흡은 교감신경을 빠르게 안정시켜 몸의 경계 태세를 완화하는 강력한 방법입니다. 짧은 휴식은 근육의 산소 공급을 개선해 통증 물질 생성을 억제하고, 즐거운 활동은 도파민을 통해 뇌에 '괜찮다'라는 신호를 보내 통증 민감도를 낮춥니다. 이런 변화들은 미세하지만 반복될수록 우리 몸의 기본 상태를 바꿉니다. 즉, '아프기 쉬운 몸'에서 조금씩 '덜 아픈 몸'으로 방향이 바뀌는 것입니다.

정형외과 의사로서 정말 다양하게 아픈 환자들을 많이 만나보았지만, 심한 통증에도 결국 호전된 사람들과 그렇지 않고 계속 아픈 사람들 사이에는 한 가지 큰 차이가 있었습니다. 그것은 통증을 단순히

'어디가 손상된 문제'로만 보지 않는다는 점입니다. 몸이 보내는 신호와 마음의 상태가 서로 영향을 주고받는다는 점을 인정하고, 통증을 둘러싼 전체 흐름을 하나의 시스템으로 바라봅니다. 이 관점이 자리 잡는 순간 치료는 훨씬 부드럽고, 훨씬 효과적으로 진행됩니다. 통증을 줄이는 과정은 결국 몸과 마음이 서로를 '편안하게 만드는 방향'으로 이끌어 주는 과정이기 때문입니다.

앞으로 일상 속에서 통증이 올라오는 순간이 있다면, "내 몸이 지금 어떤 신호를 보내고 있는가?", "내 호흡은 빠른가, 느린가?", "지금 내 근육은 얼마나 긴장해 있는가?", "내 마음은 어떤 상태인가?"를 함께 살펴보기를 바랍니다. 스스로 알기가 어렵다면, 요즘 많이 사용하는 스마트 워치에도 심박수, 호흡수 등 스트레스 정도를 알 수 있는 기능들이 있으니 이런 기기들을 이용해서 내 몸의 현재 상태를 확인해 보는 것도 좋습니다. 이렇게 스트레스로 인한 몸의 반응을 면밀히 확인한다면, 내 몸이 외치는 통증 반응을 더 깊이 이해하고 또 대응할 수 있을 것입니다.

여러분의 작은 변화 하나가 몸 전체의 방향을 바꿀 수 있습니다. 스트레스와 통증의 연결을 이해한 지금, 여러분의 몸은 이미 회복의 첫걸음을 내디뎠습니다.

이 통증은 운동을 멈춰야 하는
'위험 신호'일까요?

재활 운동을 하는 환자들은 운동을 하다 느껴지는 통증이 '괜찮은 통증'인지, 아니면 지금 당장 운동을 멈춰야 하는 '위험 신호'인지 실제로 구분하기가 어렵습니다. 그래서 저 역시 진료실에서 가장 긴 시간을 할애해서 환자들에게 설명하는 내용이기도 합니다.

이 두 가지 통증을 잘 구분하지 못한다면 반응은 극단으로 나뉩니다. 조금만 아파도 겁이 나서 아예 움직이지 않거나, 반대로 "아파야 낫는다"라면서 무리하게 참아가며 운동을 하는 것입니다. 안타깝게도 두 경우 모두 회복에는 도움이 되지 않고, 오히려 낫는 속도를 늦추거나 통증을 만성으로 만듭니다.

통증은 단순히 기분 나쁜 감각이 아니라, 몸이 보내는 중요한 메시지입니다. 이 메시지를 제대로 해석해야 치료도 빨라지고 재발도 막을 수 있습니다. 병원에서 의사나 물리치료사가 "지금 느낌이 어떤가요?"라고 계속 묻는 이유도 바로 그 때문입니다. '좋은 통증'과 '나쁜 통증'만 구분할 수 있어도 불필요한 공포가 사라지고, 꾸준히 운동할 수 있는 자신감이 생깁니다.

좋은 통증, 몸이 회복하고 있다는 신호

좋은 통증은 굳어 있던 몸이 풀리고 근육이 강화하며 생기는 자연스러운 반응입니다. 보통 운동 중이나 운동 직후 느껴지는 뻐근함 정도의 약한 자극인데, 하루나 이틀, 길어도 3~4일이면 서서히 사라집니다. 통증을 구분하는 중요한 포인트는 개운함입니다.

"처음에는 당기는 느낌이었는데, 다음날이 되니 몸이 가볍네?", "움직임이 부드러워졌네?" 하는 느낌이 든다면 몸이 긍정적으로 변하고 있다는 증거입니다. 특히 운동 초기에는 근육이 당기거나 뻐근한 느낌이 자주 듭니다. 틀어진 뼈와 근육이 제자리를 찾으면서 생기는 호전 반응이니 너무 걱정하지 않아도 됩니다. 통증 점수를 0점(안 아픔)부터 10점(극심함)까지 나눈다면, 좋은 통증은 3~4점 이하로, '불편하기는 하지만 움직일 수 있다' 정도입니다.

또 좋은 통증의 특징은 다음과 같습니다. 첫째, 시간이 약입니다. 하루 이틀 쉬었을 때 통증이 저절로 줄어든다면 괜찮습니다. 둘째, 기능이 좋아집니다. 아프기는 해도 바른 자세를 취할 수 있게 되거나 움직임이 더 편해진다면, 몸이 운동으로 인한 변화를 잘 받아들이고 있다는 뜻입니다.

나쁜 통증, 몸이 보내는 긴급 정지 신호

　나쁜 통증은 몸이 보내는 위험 경고입니다. 느낌부터 달라서, 묵직하거나 뻐근한 게 아니라, 날카롭고 찌르는 듯한 느낌, 혹은 전기가 통하는 듯한 찌릿함이 특징입니다. 특히 허리, 목, 무릎에서 갑자기 "악!" 소리가 날 만큼 날카롭고 예리한 통증이 느껴진다면 구조적인 손상일 수 있으니 즉시 운동을 멈춰야 합니다.

　예를 들어 운동 중에 허리가 '번쩍'하거나 '뜨끔'했다면 단순한 근육통이 아니라 디스크 문제일 가능성이 높습니다. 통증 점수로 치자면 6점 이상, '아파서 꼼짝도 못 하겠다' 수준입니다.

　나쁜 통증의 특징은 다음과 같습니다. 첫째, 자고 일어났는데 다음 날 더 아프거나, 운동을 쉬었는데도 통증이 가라앉지 않고 계속되면 나쁜 통증이라고 의심해봐야 합니다. 둘째, 어느 한곳이 콕 찌르듯 아프거나, 허리에서 다리로 통증이 쭉 타고 내려가거나(방사통), 손발이 저리거나 감각이 무뎌지는 증상이 있다면 이는 신경이 눌리거나 자극받고 있다는 신호일 수 있습니다. 셋째, 낮에는 괜찮다가도 밤에 자려고 누웠을 때 통증이 심해져 잠을 설친다면, 이는 염증이 심하다는 뜻입니다. 이때는 무조건 휴식을 취하고 전문가의 진단을 받아야 합니다.

　결국 통증을 대하는 가장 좋은 태도는 '무조건 피하기'나 '무조건 참기'가 아닙니다. 통증의 성격을 파악하고 내 몸과 대화하는 것입니다. 이 기준만 알아도 운동을 포기하지 않게 되고, 다시 아프지 않는 몸을 만드는 확실한 길로 들어서게 됩니다.

통증은 어떤 마음가짐으로 대해야 할까요?

통증 관리의 핵심은 마음가짐을 바꾸는 데 있습니다. 많은 분이 통증을 빨리 없애버려야 할 귀찮고 불편한 감각으로만 여깁니다. 그래서 아프면 일단 약을 먹고, 주사를 맞고, 당장 아프지 않을 방법만 찾습니다. 물론 급할 때는 약물 치료나 주사 치료를 받아야 합니다. 하지만 통증을 그저 증상으로만 보고 없애려고 하면 근본 원인은 그대로 남습니다. 그러다 보면 결국 약효가 떨어졌을 때 또 아프고, 치료 의욕도 꺾이게 됩니다.

통증은 내 몸의 '상태 보고서'라고 생각하면 됩니다. 오늘의 구부정한 자세, 어제의 부족했던 잠, 지난주의 스트레스가 쌓여서 통증이라는 결과로 나타나는 것입니다. 즉 통증은 '지금 이 환경은 몸에 무리가 갑니다'라고 말해주는 지표인 셈입니다.

그러니 질문을 바꿔야 합니다. "어떻게 통증을 없애지?"가 아니라 "내 몸은 언제 편안하고, 언제 아프지?"라고 말입니다. 내 몸의 패턴을 이해하는 것이야말로 통증의 재발이 없는 편안한 삶으로 가는 첫걸음입니다.

또한, 완벽주의를 버려야 합니다. "매일 30분씩 운동해야지", "항상 바른 자세로 앉아야지" 같은 결심은 훌륭하지만, 사실 지키기는 어렵습니다. 우리 몸은 로봇이 아닙니다. 피곤한 날도 있고, 바빠서 오래 앉아 있는 날도 있습니다. 그런데 완벽한 계획을 세워두면, 하루만 빼먹어도 "난 역시 안 돼!"라며 금방 포기하게 되고, 다시 결심을 하기까지 오랜 시간이 걸립니다. 그동안 몸은 더 망가지게 됩니다.

몸은 '완벽한 하루'가 아니라 '포기하지 않는 하루'가 쌓여서 조금씩 좋아집니다. 흔히 말하는 '작심삼일'도 괜찮습니다. 3일 하고 하루 쉬고, 다시 3일을 한다면 꾸준한 것입니다. 거창한 운동이 아니어도 됩니다. 이 책에서 소개한 간단한 운동들을 딱 10분씩만 해도 좋습니다. 퇴근길에 조금 더 걷기, 생각날 때마다 허리 펴는 습관 같은 아주 작은 실천이어도 좋습니다.

꾸준함을 위해서는 의지만 믿을 것이 아니라 환경을 만드는 것이 좋습니다. 우리 뇌는 익숙하고 편한 걸 좋아합니다. 그러니 운동을 결심해야 하는 일이 아닌, 그냥 하게 되는 습관으로 만들어야 합니다. 방문에 철봉을 달아두거나, 눈에 띄는 곳에 '어깨 펴기'를 적은 포스트잇을 붙여 두세요. 물을 마실 때 마다 고개를 젖히고 허리 펴기 같은 작은 규칙도 좋습니다. 이렇게 사소한 장치들이 통증 관리를 훨씬 쉽게 만들어줄 것입니다.

마지막으로, 내 몸과 화해하기 바랍니다. 통증이 심해지면 몸이 원망스럽고 답답할 때가 있습니다. 하지만 몸은 나를 괴롭히려는 게 아니라, 최선을 다해 버티며 신호를 보내고 있는 중입니다. 통증을 고장 신호가 아니라 "지금은 좀 쉬어야 해요", "균형을 다시 잡을 시간이에요"라는 협력자의 조언으로 받아들이기 바랍니다.

통증 없는 삶은 결국 태도에서 시작됩니다. 완벽하지 않아도 괜찮습니다. 작은 실천을 이어가고, 통증을 두려워하지 말고 관리 가능한 신호로 받아들이도록 합니다. 그런 태도가 쌓이면 통증 없는 건강한 몸은 먼 목표가 아니라, 자연스러운 일상이 되어 있을 것입니다.

에필로그

우리는 대개 통증이 명확하게 느껴져야만 병원을 찾습니다. 그러나 통증은 어느 날 갑자기 생겨나는 것이 아닙니다. 몸은 훨씬 이전부터 미세한 신호들을 계속 보내고 있었고, 우리는 그 신호를 '이 정도는 괜찮겠지', '시간이 지나면 좋아지겠지' 하면서 무심히 지나쳐 왔을 뿐입니다.

오랜 기간 환자들을 진료하면서 깨달은 사실은 간단합니다.

"우리 몸은 결코 거짓말을 하지 않습니다."

모든 통증에는 반드시 이유가 있고, 그 이유가 생기기 전에는 전조 증상이 나타납니다. 피로감, 뻐근함, 당기는 느낌, 특정 동작에서의 불편함 등은 대개 본격적인 통증이 시작되기 한참 전에 나타납니다.

문제는 신호를 알아차린 후에 우리의 대응 방식입니다. 많은 분이 통증을 피하기 위해 '보상 동작'을 하는 데 매우 능숙합니다. 한쪽으로 몸을 기울여 서거나, 어깨나 허리가 구부정해지거나 하는 신체의 변화 방식이 그 예입니다. 이런 보상 동작들은 당장의 불편함을 줄여 줄 수는 있겠지만, 통증의 원인을 해결하기보다는 몸의 불균형을 오히려 심하게 만들어서 더 큰 통증을 만드는 근본적인 원인이 됩니다. 몸의 어딘가가 아프면, 통증이 느껴지는 부위만이 아니라 그 주변의 전체적인 움직임을 함께 살펴야 하는 이유가 바로 여기에 있습니다.

치료는 의사의 도움으로 진행되지만, 회복은 결국 환자 스스로 완성합니다. 특히 근골격계 질환은 더욱 그렇습니다. 약물이나 주사 치료가 통증의 급한 불을 꺼줄 수는 있지만, 통증을 만든 근본적인 원인이 되는 자세와 습관을 바꾸지 않으면 통증은 다시 돌아옵니다.

신체는 우리가 생각하는 것보다 훨씬 정직하고, 회복력 또한 뛰어납니다. 관절은 올바른 정렬을 유지할 때 편안하고, 근육은 제 기능을 할 때 가장 강합니다. 우리가 매일 조금씩 무너뜨렸던 자세는 시간이 지나면서 척추의 변형으로 이어집니다. 반대로, 하루 5분이라도 올바른 움직임을 습관으로 들인다면, 그리고 작은 운동이라도 꾸준히 하신다면, 어느 순간 통증이 사라진 평온한 일상을 맞이하게 될 것입니다.

이 책에는 근골격계 통증에 관한 잘못된 치료 방법, 그리고 통증에 대한 다양한 궁금증, 통증을 줄이는 실질적인 운동법, 그리고 일상에서 자연스럽게 실천할 수 있는 관절 관리 원칙들을 담았습니다. 통증의 원인을 단순히 '아픈 부위'에서 찾는 것이 아니라, 몸 전체의 움직임과 습관 속에서 이해할 수 있도록 돕기 위해 구성했습니다. 진료실에서 환자들에게 가장 자주 설명해 온 핵심 조언을 바탕으로, 통증이 왜 생기는지, 어떻게 하면 다시 아프지 않을 수 있는지 단계적으로 정리했습니다. 치료 과정뿐 아니라 회복 이후의 삶까지 함께 살피며, 독자 스스로 자신의 몸을 읽고 관리할 수 있는 힘을 기르는 데 초점을 두었습니다. 이 책을 통해 여러분이 일상의 작은 습관만 바꿔도 몸이 얼마나 달라질 수 있는지, 그리고 통증 없는 삶이 결코 먼 이야기가 아니라는 사실을 알게 되기를 바랍니다.

통증을 없애는 것은 어떤 특별하고 거창한 능력이 아닌, 평범한 일들의 올바른 반복에서 시작됩니다. 지금부터 단 한 가지라도 몸이 올바르게 되는 방향으로 움직이고 운동을 시작해 보기를 바랍니다.

이 작은 변화들이 모여 여러분의 관절과 척추, 그리고 나아가 삶 전체를 새롭게 바꾸어 줄 것입니다. 통증 없는 생활은 특별한 사람에게만 주어지는 선물이 아닙니다. 여러분 스스로 충분히 만들어낼 수 있는 결과입니다. 당신의 몸이 본래의 편안한 리듬을 되찾을 수 있도록, 오늘부터 그 첫걸음을 떼어 보기를 바랍니다.

운동법 영상 모음 바로가기

《무통 혁명》에서 소개한 운동법은 유튜브 〈닥터홍선생〉 채널의 영상으로도 확인하실 수 있습니다.

참고문헌

1. Comerford, M., & Mottram, S. (2019). Kinetic Control: The Management of Uncontrolled Movement. Elsevier Health Sciences.

2. Conroy, V. M., Alexopulos, Q. T., Murray, B. N., Jr., & McCreary, J. (2023). Kendall's Muscles: Testing and Function with Posture and Pain. Lippincott Williams & Wilkins.

3. Giangarra, Manske , Brotzman, 《근골격계 질환의 진단 및 재활치료》, 대한스포츠과학 운동의학회, 한미의학, 2019.

4. Joseph M. Donnelly, 《통증 유발점의 기전과 치료》, 대한임상통증학회, 이용택, 최경호, 영문출판사, 2021.

5. Key, J. (2010). Back Pain: A Movement Problem – A Clinical Approach Incorporating Relevant Research and Practice. Churchill Livingstone.

6. Matsen, F. A., Cordasco, F. A., Sperling, J. W., & Lippitt, S. B. (2021). Rockwood and Matsen's The Shoulder. Elsevier.

7. Michaud, T. C. (2011). Human Locomotion: The Conservative Management of Gait-Related Disorders. Newton Biomechanics.

8. Myers, T. W. (2020). Anatomy Trains: Myofascial Meridians for Manual and Movement Therapists. Elsevier.

9. Page, P., Frank, C. C., & Lardner, R. (2009). Assessment and Treatment of Muscle Imbalance: The Janda Approach. Human

Kinetics.

10. Sahrmann, S. A. (2001). Diagnosis and Treatment of Movement Impairment Syndromes. Mosby.

11. Takahira Naonobu, 《질환별 체조요법 운동요법》, 정효준, 서준원, 한솔, 2018.

12. 가타히라 에츠코, 《앉는 자세 3cm로 내 몸이 확 바뀐다》, 전선영, 위즈덤하우스, 2014.

13. 권오윤, 《운동손상 분석과 관리를 위한 KEMA 접근법》, 학지사메디컬, 2023.

14. 김유수, 《무릎 아프기 시작하면 이 책》, 길벗, 2022.

15. 김학선, 김기송, 《100세까지 바르게 서고 싶다면 항중력근을 키워라》, 2020, 북스고

16. 안병택, 《모두를 위한 허리 교과서》, 블루무스, 2022.

17. 정성근, 《백년목》, 언탱글링, 2024

18. 정성근, 《백년운동》, 아티잔, 2019

19. 정성근, 《백년허리》, 언탱글링, 2021

20. 제시카 매튜스, 《죽기 전까지 병원 갈 일 없는 스트레칭》, 박서령, 동양북스, 2022.

21. 찰스 두히그, 《습관의 힘》, 강주헌, 갤리온, 2012

22. 프레데릭 데라비에, 장 피에르 클레망소, 마이클 건딜, 《아나토미 스트레칭 가이드》, 전용희, 삼호미디어, 2023.

23. 홍정기, 《운동 말고 움직임 리셋》, EBS BOOKS, 2022.

memo

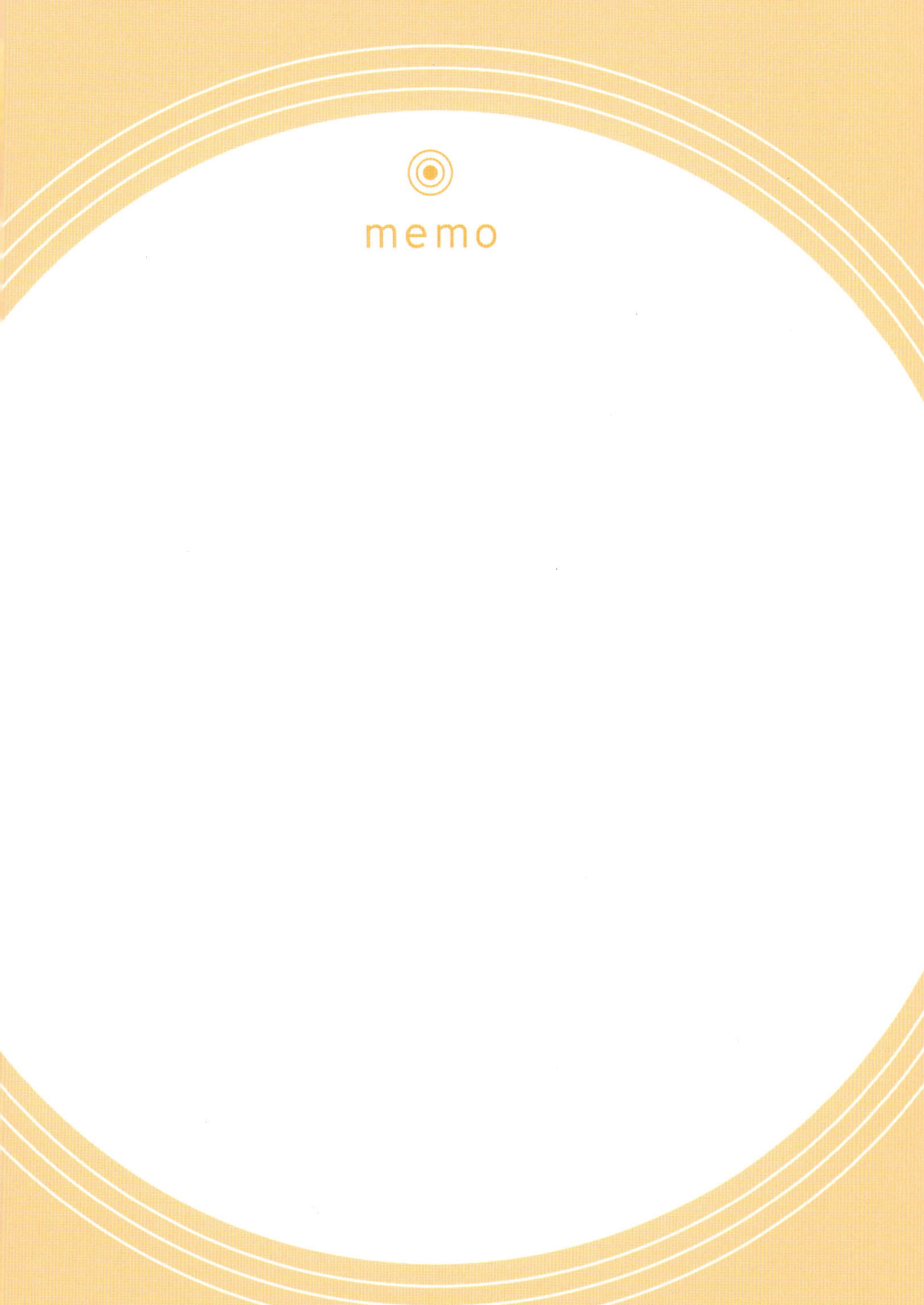

5분 운동으로 재발 없이
무통 혁명

1판 1쇄 인쇄 2025년 12월 1일
1판 1쇄 발행 2025년 12월 8일

지은이 홍경진(닥터홍선생)
발행인 김형준

총 괄 김아롬
책임편집 배혜진
디자인 d.purple, 최치영
일러스트 김수현(Hyun)
기획관리 허양기
마케팅 박예진, 고유림

발행처 체인지업북스
출판등록 2021년 1월 5일 제2021-000003호
주 소 경기도 고양시 덕양구 원흥동 705, 306호
전 화 02-6956-8977
팩 스 02-6499-8977
이메일 change-up20@naver.com
블로그 blog.naver.com/changeupbooks

ⓒ 홍경진(닥터홍선생), 2025

ISBN 979-11-91378-85-6 (13510)

- 이 책의 내용은 저작권법에 따라 보호받는 저작물이므로, 전부 또는 일부 내용을 재사용하려면 저작권자와 체인지업북스의 서면동의를 받아야 합니다.
- 잘못된 책은 구입처에서 교환해 드립니다.
- 책값은 뒤표지에 있습니다.

체인지업북스는 내 삶을 변화시키는 책을 펴냅니다.